U0197305

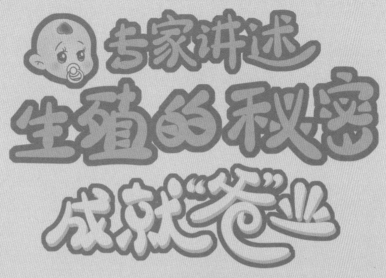

专家讲述
生殖的秘密
成就"爸"业

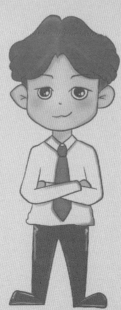

"十三五"国家重点出版物出版规划项目

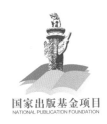

国家出版基金项目
NATIONAL PUBLICATION FOUNDATION

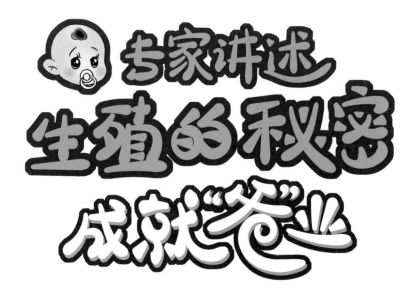

专家讲述 生殖的秘密 成就"爸"业

乔杰 姜辉 主编

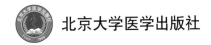

北京大学医学出版社

ZHUANJIA JIANGSHU SHENGZHI DE MIMI—CHENGJIU BA YE

图书在版编目（CIP）数据

专家讲述生殖的秘密.成就"爸"业 / 乔杰 , 姜辉主编. —
北京 : 北京大学医学出版社 , 2021.6
ISBN 978-7-5659-2288-6

Ⅰ . ①成… Ⅱ . ①姜… Ⅲ ①男性不育 - 防治 - 普及
读物 Ⅳ . ① R698-49

中国版本图书馆 CIP 数据核字 (2020) 第 201553 号

专家讲述生殖的秘密——成就"爸"业

主　　编：乔 杰 姜 辉
出版发行：北京大学医学出版社
地　　址：（100191）北京市海淀区学院路 38 号　北京大学医学部院内
电　　话：发行部 010-82802230；图书邮购 010-82802495
网　　址：http : //www.pumpress.com.cn
E - mail：booksale@bjmu.edu.cn
印　　刷：北京强华印刷厂
经　　销：新华书店
责任编辑：陈 然　　责任校对：靳新强　　责任印制：李 啸
开　　本：787 mm×1092 mm　1/ 16　印张：14.75　　字数：178 千字
版　　次：2021 年 6 月第 1 版　2021 年 6 月第 1 次印刷
书　　号：ISBN 978-7-5659-2288-6
定　　价：80.00 元

编者名单

主　编：乔　杰　姜　辉

副主编：张海涛　薛波新　杨宇卓　张　哲

编　者：（按姓名汉语拼音排序）

邓军洪　丁彩飞　付　凯　洪　锴　姜　辉

姜　涛　李　虎　李仁瀚　林浩成　刘德风

毛加明　缪逸超　孙中义　唐文豪　吴　寒

薛波新　杨宇卓　张　哲　张海涛　张洪亮

赵连明　赵乾程　祝雨田

绘　图：方　璇

序

每一个备孕家庭都希望得到专业易懂的指导。

随着社会科学的进步，人们对于健康知识也愈发渴求。生育健康是许多家庭都会遇到的问题。生殖医学的进步也给更多的不孕不育家庭搭建了寻求帮助的平台。作为生殖健康领域的工作者，除了诊疗工作外，也同时希望能够为有生育要求的家庭提供医学科普和健康指导。

基于这样的初心，我们开展了这项科普书籍的编撰工作。本项目共包括四本科普书，分别从男女双方备孕、生育力保护、助孕诊治以及孕期指导等方面用最简单平朴的语言，以求深入浅出地将人们最关注的生育相关问题一一解答。语言追求生动有趣，医学知识追求专业易懂，内容构造追求全面详细。

特别感谢国家出版基金的支持，让我们的项目和想法可以得以实现。感谢北大医学出版社为此提供平台和专业的帮助。本书由北京大学生殖医学研究领域的专家、学者共同编写，作者团队的专业水平及科研水平在国内处于领先地位。北京大学第三医院生殖中心每日接诊大量不孕不育症家庭，在帮助他们助孕的同时也走近这些家庭，了解和体悟到他们的困难和焦虑，希望通过这一系列的书籍帮助更多有生育需求的家庭，健康备孕，科学助孕。

乔 杰

2020 年 9 月

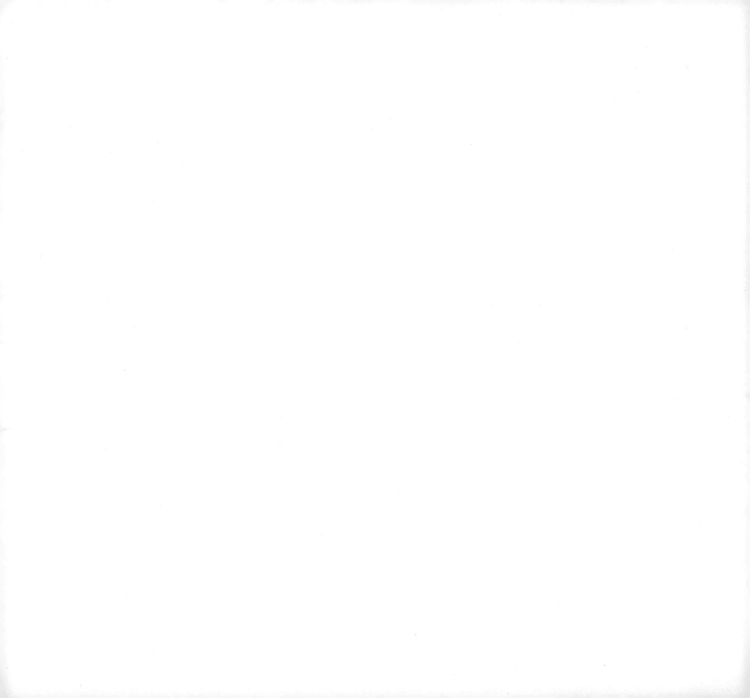

前 言

随着社会的快速发展，由于工作压力、环境污染、晚婚晚育、不良生活习惯等原因，我国近年来不孕不育的发病率逐年升高，尤其是2016年"全面二孩"政策实行以来，大龄不孕不育夫妇迅速增加，越来越多的适龄生育家庭受到不育不孕的困扰。研究显示，我国不孕不育的平均发病率为12.5%~15%，其中男性因素占一半，如何提高男性生育力已成为社会密切关注的话题。

生育健康的宝宝是家庭和谐稳定的重要因素，也是民族传承、人类繁衍的基石，但目前为止，国内还没有专门针对男性生育的科普书籍使人们能够了解如何正确备孕、保护男性生育力，最终实现优生优育。因此，中国性学会组织男性生育相关领域的权威专家和临床一线医生撰写了《成就"爸"业》一书。

《成就"爸"业》作者大多来自全国知名三甲医院临床一线男性生殖专家，查阅大量资料，结合临床真实病例，精心设计诙谐幽默的卡通人物和图片，以对话或故事的形式全面系统地对适龄男性备孕注意事项、男性不育患者的科学诊治以及青少年或肿瘤患者的生育力保护方面加以详细介绍，更通俗易懂、富有趣味性，同时具备权威性和科学性，从而达到普及科学知识、促进公众生殖健康、家庭和谐及社会稳定的目的。

中国性学会是1994年5月27日经卫生部批准、民政部注册成立的一级学会，是中国共产党领导下的性科学工作者的学术性群众团体。旨在团结全国性科学工作者（包括医学界、心理学界、教育学界、法学界及民政、公安、工、青、妇等各界）借鉴国外优秀成果，发掘祖国性学遗产，研究发展性科学，促进性学的普及，提高人民健康水平和生活质量，增加婚姻家庭幸福，促进社会安定团结，为繁荣社会主义科学文化、加强社会主义精神文明建设做出贡献。

本书的编写和出版得到了中国性学会、北京大学医学出版社以及社会各界的支持与帮助，同时也感谢参与撰写、修订的各位专家和相关工作人员！

姜 辉

2020年9月

目　录

第一篇
什么阻碍你的"爸"业

第二篇
如何成就你的"爸"业

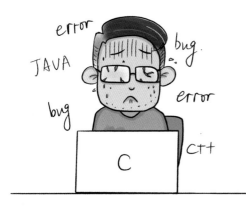

第五篇
让你的"爸"业一路畅通

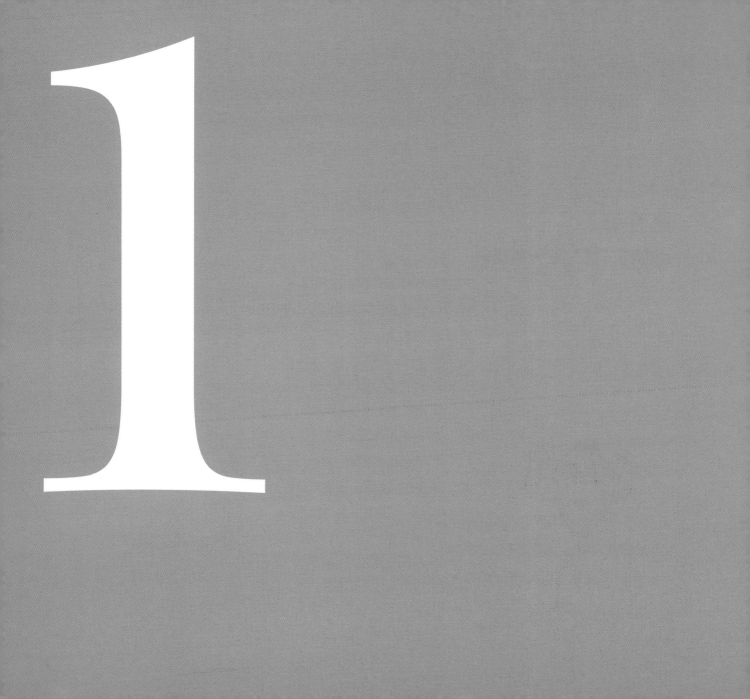

1

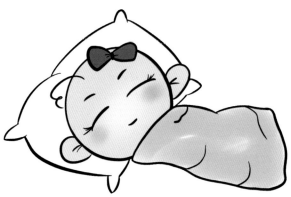

第一篇

什么阻碍你的"爸"业

1

不生育咋这么多？

男性不育不是一种独立疾病

从调查来看，各种职业的人都存在生育问题，高污染、高风险职业人群的不育问题相对严峻一些。因此，在化工厂、高温、高辐射地方工作的男性，职业防护非常重要。

现在有试管婴儿技术，是不是患者到医院就要做"试管"呢？不是的。大家来到医院是希望医生能"帮助自己生孩子"，而不是要求具体的手术、药物、做试管婴儿等。

世界卫生组织关于男性不育有个定义，就是夫妻身体都正常，性功能正常，在一起居住1年以上没有采取避孕措施而且因为男方原因没有怀孕的，叫做男性不育。男性不育不是一种独立的疾病，而是由多种原因导致的症候群。

男性精液质量一直在下降

从我国来看，我们统计了近 5 年来到门诊看病的患者情况，发现这 5 年间少精子症、弱精子症、无精子症的比例每年都在提高，也就是说患者的疾病程度越来越重。从世界卫生组织定义的男人精子正常值可以看到，由最早的每毫升多于 2000 万个到现在的每毫升多于 1500 万个，标准一直在下降。所以精子数量下降可能是造成男性不育的一个重要因素。

生育前需要做哪些检查

生育前要到医院进行精液检查。精液检查现在要求标准化、规范化。男性可以到一些级别高的专科医院，按照世界卫生组织要求来进行。

精液检查，第一，看量和颜色。正常精液应该是无色透明的，如果出现红色，证明有精囊炎，如果太黄了可能有炎症。第二，要测一下 pH。pH 高低也影响精液的情况。第三，要进行其他分析，如看看精子跑得多快、活动精子的数量、总精子数量等。此外，还要看精子的形态有没有畸形，进行精浆的生化检查等。同时，还要进行血液检查，看看激素水平、内分泌情况。另外，还需要查染色体。

在不孕不育夫妻当中，两个人的生育能力是决定能不能怀上孩子的关键。如果两个人的生殖能力都很弱，比如男方弱精，女方卵巢功能不好、有多囊卵巢，这种情况就会比较麻烦。因此，一对夫妇如果有了不孕不育问题，两个人都应该到医院分别查一查。男方相对简单，查精液和抽血检查，所以一般建议男方先检查。随着科技的进步，通过大数据分析发现，男方有少精子症、弱精子症和畸形精子症等问题的夫妇中，25% 的女方也同时存在生育问题。如果到医院查出男方有问题，不要认为女方不用查，建议双方都要检查。

显微外科治疗男性不育效果显著

输精管堵塞或附睾堵塞的患者可以通过显微外科技术，达到输精管的再通、输精管和附睾的吻合。精索静脉曲张的患者可以通过显微外科的结扎来改善精液质量。射精管囊肿、前列腺囊肿的患者，通过电切的办法能使精液通畅。没有输精管的患者可以通过睾丸穿刺把精子吸出来，与取出的卵子进行体外受精。

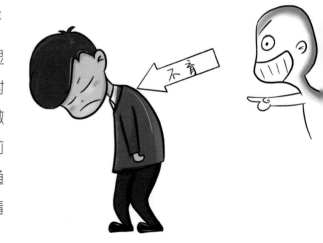

2

男性不育咋回事？

⊞ 求医经历

　　35 岁的张先生结婚 8 年一直没有生育。婚后夫妻性生活正常，爱人曾在 8 年前及 5 年前有过两次意外受孕，均采取人工流产终止了妊娠。之后一直采取严密的避孕措施，没有再发生意外妊娠。两年前他们打算要小孩并停止避孕，但两年来张先生爱人一直没能再怀上孩子。张先生因生意往来，平时作息不规律，且抽烟和饮酒较多。精液检查显示，他的精子浓度正常，但精子活动力仅为 30%，快速前向运动的精子比例仅 8%，考虑为重度弱精子症导致的不育。医生让患者注意休息，不能再熬夜，戒除烟酒，避免桑拿、温泉等高热环境，并予以药物辅助治疗。3 个月后复查精液提示，精子浓度比前一次检查略有增加，精子活力明显改善，精子存活率已达 60%，且快速前向运动的精子比例达到正常（≥ 23%）。医生建议女方检测排卵并指导同房。3 个月后张先生爱人终于怀上宝宝，9 个月后顺利分娩了一名 7 斤重的健康女婴。

患者问题：哪些原因可以导致男性不育？

出诊医生：夫妻婚后同居有正常性生活1年以上，未采用任何避孕措施而未获怀孕，可以诊断为不育症。张先生正常性生活2年未采取避孕措施，其爱人未受孕，所以可以诊断为不育症。但张先生的爱人曾有受孕历史，所以张先生患的是继发性男性不育症。

引起男性不育的常见疾病或因素主要有六大类。一是性交或射精功能障碍，如勃起功能障碍、逆行射精或不射精等。二是全身性因素引起的不育，如大量吸烟、嗜酒、药物滥用、近期发热及其他全身性疾病等。三是先天性异常所致的不育，主要有染色体核型异常、精囊及输精管先天不发育引起的无精子症及睾丸下降异常等。四是获得性的睾丸损害，如睾丸炎等。五是男性附属性腺感染，如前列腺炎、精囊炎等。六是精索静脉曲张、内分泌原因和免疫学因素所致的不育。另有20%左右的患者找不到明确的病因，称之为特发性不育或不明原因不育。张先生出现的精子质量下降，可能与其大量吸烟和饮酒以及不规律作息有关系。

患者问题：不育患者需要做什么检查？

出诊医生：主要根据病史及体格检查来决定进一步的检查及治疗。查体的重点是男性生殖系统，即睾丸、附睾、精索和输精管情况，然后选择有针对性的检查。其中精液常规检查对评价男性生育力最重要，通过精液量、精子的浓度、活力及形态等指标来判断男性生育能力的强弱。其他精子功能检测，如精子顶体功能检查、精子DNA损伤的检测等，需根据具体情况来选择。有的男性不育患者还要进行生殖激素、染色体检测以及B超、磁共振成像等检查。

做精液检查要注意什么问题？

在检测精液前，患者要禁欲 2~7 天。禁欲时间过短，会影响精液的总量和精子密度；而禁欲时间过久，又会影响精子的活力。在精液检查前要好好休息，在取精过程中要有较高的性兴奋。标本采集要完全，不能遗留或洒弃。采集完标本后要及时送到检查室。

不育症有哪些治疗方法？

首先要寻找并去除引起不育的因素，如戒除烟酒、避免桑拿或温泉等高热环境，对精索静脉曲张要进行手术治疗。同时采取经验性治疗，改善精子的浓度、活力等参数，提高男性的生育力。最后根据治疗效果及女方的情况，再决定是继续选择自然受孕，还是采取辅助生殖技术。

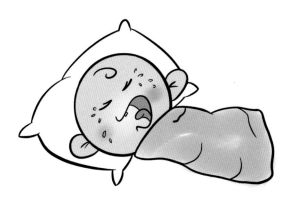

3

无精子症——男性生育第一杀手

⊕ 求医经历

　　王先生，27岁，婚后夫妇双方非常恩爱，夫妻性生活也很正常。结婚第2年，小两口打算要小孩并停止采取避孕措施，但3年来妻子一直没怀上孩子。体格检查显示王先生发育没有明显异常，双侧睾丸的大小正常，附睾及输精管均能正常触及。于是医生建议他接受精液常规检查。精液检查发现，3毫升的精液中竟然看不见精子。连续复查两次，而且对精液标本进行离心后检查，也没有发现精子。医生对王先生进一步进行生殖激素检查，结果提示患者的黄体生成素、催乳素和睾酮均在正常参考值范围内，但卵泡刺激素有轻度升高。根据患者的病情和检查结果，医生考虑他患上的是睾丸性无精子症。之后，医生对患者进行了睾丸穿刺活检，取了少量睾丸组织在显微镜下观察，可以见到精子。睾丸组织病理报告提示，睾丸各级生精细胞减少。经过睾丸取精进行卵泡单精子显微注射辅助生育治疗，大约1年后，王先生的妻子产下一名8斤重的胖小子。

💬 医患对话

患者问题：哪些原因会导致无精子症？

出诊医生： 无精子症指的是精液里没有精子，且连续 3 次以上的检查未见精子，将精液离心后在显微镜下也找不到精子。无精子症患者约占男性不育人群的 10%。无精子症是男性不育中最严重的一种，一般不能通过自然受孕生育自己的后代。

引起无精子症的原因较多，主要分为三类。一是睾丸前因素，主要是生殖内分泌异常，如下丘脑或垂体病变导致的高催乳素血症、促性腺激素低下症等，这些患者常伴有男性第二性征及生殖器官的发育异常。二是睾丸原因造成生精功能障碍，如染色体数目异常导致的克兰费尔特综合征、继发于青春期腮腺炎的睾丸炎、幼年未能及时下降固定的隐睾、睾丸生精停滞、唯支持细胞综合征等。三是睾丸后的原因，也就是输精管道梗阻等原因导致精液无法排出体外，也称为梗阻性无精子症。梗阻部位可在附睾水平、输精管水平或射精管水平，其中最常见的是先天性双侧输精管缺如，同时继发于生殖排精管道感染而导致梗阻的也较为常见。王先生没有精子的原因就是睾丸功能异常。

患者问题：怀疑无精子症要做哪些检查？

出诊医生：无精子症的诊断较为复杂，我们的经验是通过精液检查确定无精子后，首先进行男性性征和生殖器官的检查，初步鉴别是睾丸的病变还是输精管道的病变。

当考虑输精管或附睾梗阻时，应做精液果糖定性分析，初步明确梗阻部位。或者在麻醉下进行输精管造影检查，进一步明确梗阻的部位和程度。必要时还可做输精管和附睾探查术。在明确诊断的同时，通过手术重建管道。

考虑睾丸病变或者睾丸前病因时，应做相关的内分泌激素测定，主要检测卵泡刺激素、垂体催乳素、睾酮等，确定是否有下丘脑、垂体或者睾丸病变，并判断睾丸受损害的程度。最后还要考虑进行睾丸活检，以明确睾丸内部的生精情况。

患者问题：无精子症应该怎么治疗？

出诊医生：在 20 年前，无精子症患者基本上不可能有自己的后代。但随着现代辅助生育技术，尤其是第二代试管婴儿技术——卵泡内单精子注射（ICSI）技术的成熟应用，以及微创显微手术的广泛开展，无精子症的治疗得到了很大改观。

对于内分泌激素紊乱而导致无精子的患者，可以通过去除病灶以及外源性补充促性腺激素，重新启动和增加睾丸的生精功能，使患者产生精子，有的患者甚至能通过自然受孕获得自己的孩子。而对于梗阻原因导致的无精子症，因为睾丸的生精功能完好，睾丸内存在大量成熟的精子，通过手术方式重建输精管道后，精子可以正常排出体外，重新获得受孕机会。有些患者即使不愿意或者无法手术重建输精管道，仍然可以通过睾丸取精 -ICSI 助孕的方法获得自己的孩子。而由于睾丸原因出现的无精子症，如果能通过睾丸组织活检发现成熟的精子，可以同样采取睾丸取精 -ICSI 助孕方法。如果睾丸内不存在精子，目前还没有有效的治疗方法。

现在，临床上开展了大量男科微创显微手术，如输精管显微吻合、输精管附睾显微吻合等，极大地提高了术后输精管道的再通率。而睾丸显微取精技术，具有手术创伤小、获取精子率高、术后并发症少等优点。这些技术的应用使得无精子症的治疗效果有了很大的改善，越来越多的无精子症患者有了自己的孩子。

患者问题：怎么能避免以及尽早发现无精子症？

出诊医生：首先要注意孩子在婴幼儿时期的发育，尤其是注意睾丸下降的情况，在2 岁前解决隐睾问题；而在青春期，则要注意第二性征及外生殖器的发育情况，防治生殖内分泌紊乱导致的睾丸不发育及发育迟滞。同时，积极处理生殖系统炎症，避免输精管道的炎性梗阻。粗制生棉籽油可造成生精细胞损害，出现睾丸萎缩，应避免食用。另外，男性在婚前应该进行精液常规检测，对生育能力进行初步判断。

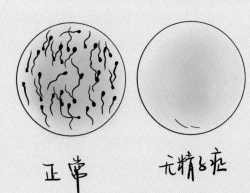

正常　　　无精子症

4

影响男性生育的高危职业

男性不育症是指由于男性因素引起的不育。一般把婚后同居 1 年以上未采取任何避孕措施而女方未怀孕，称为不育症。目前不育症的发病率为 10%~15%，其中单纯女方因素约为 50%，单纯男方因素约为 30%，男女共有约 20%。这样来看，跟男性有关的不育症至少占一半。

现代社会职业病频发，有几种特殊的职业比较容易直接或间接地导致睾丸活动力降低，导致不育症。现在来看看都有哪些职业容易导致男性不育症。

职业一：信息技术（IT）

IT 行业多数为男性工作者，由于职业性质，很多人上班时需要坐在电脑前工作 8 ~ 10 小时，甚至很多时候工作时顾不上喝水，顾不上去洗手间。不仅经常需要熬夜、长期久坐，而且长期处于电脑辐射当中。

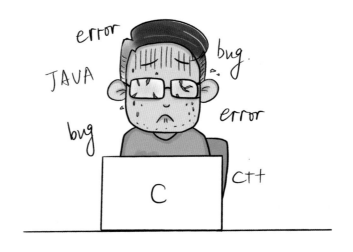

　　这样长期处于久坐、憋尿、接触辐射等状态中，易诱发前列腺炎及睾丸生精障碍。因为久坐会使前列腺受到压迫，前列腺液排泄不畅，形成淤积；憋尿让尿道压力增高，易使尿液流入前列腺；饮水少使尿液浓缩，膀胱储存尿液的时间增长，易出现感染。睾丸生精需要较为凉爽的温度，但长期久坐则会影响阴囊的散热，导致阴囊温度升高。经常处在电脑、电视辐射的环境中，也会影响睾丸的生精能力。建议 IT 工作者要注意劳逸结合，注意休息，避免久坐，工作一两个小时以后起身活动一下。经常开窗通风、口服维生素 E、多食用绿色蔬菜和新鲜水果等。

职业二：金融

金融从业者，每天经手很大的资金流，看起来"高大上"，但实际上人前风光人后心酸。特别是金融分析师等，需要长时间地关注多变的经济和金融市场，吃饭、睡觉、喝水、上卫生间都生怕错失良机。男性体内的激素只有在大脑皮质的控制下才能正常工作，但由于背负压力而精神始终处于紧张、焦虑的状态，可能抑制男性性激素的正常分泌，进而影响睾丸生精功能，甚至影响性功能。建议规律作息、调节压力，适当进行体育活动也有助于减轻脑力劳动的疲劳和缓解压力。

职业三：司机

司机需要长时间坐着，由于工作性质，饮食也不规律。由于经常遇到堵车，所以几乎所有的司机都不敢多喝水、不能及时上厕所。长时间驾驶也会让司机精神高度紧张，很多人还患有路怒症。同时司机长时期处于坐位，而换挡、踩刹车和离合器，这些双腿摩擦的重复动作也会产生热量，进而使睾丸温度升高，而且睾丸长期受挤压，局部血液循环受阻。这些对精子生成和活动力都会产生影响。另外，车辆尾气、汽油添加剂、汽车噪音、司机常常处于精神高度集中状态等，也会导致精液异常。要注意穿着宽松的棉布内裤，使睾丸保持良好的透气。在开车过程中要根据温度进行调节，夏天要注意保持合适的温度，要注意开启空调，防止车内温度过高。如果是长时间驾驶，应该注意休息与下车活动。

职业四：厨师

虽然每天接触各色美食，但其实厨师也是一个"危险职业"。厨师每天需要煎炒烹炸，在中高温环境中工作，这样就不可避免地使睾丸处在高温环境，从而影响了男性的生殖功能。同时，厨师久站也会导致睾丸静脉血回流不好，滞留在血管中，造成阴囊中精索静脉阻塞，从而出现静脉曲张。因此也建议厨师穿着透气凉爽的衣服，注意厨房温度和尽量避免久站。

职业五：化工

化工物质对于生育的影响不言而喻，许多化工行业工人常接触含有苯、二硫化碳和甲醛等的有机溶剂，这些有机溶剂对男性生殖系统有明显的毒性作用。建议从业者在工作时一定要做好防护，最好脱离工作环境一段时间后再要宝宝。

职业六：其他

接触重金属：研究已发现铅、汞、铝、铜、铬、锰、镍、钼、砷等重金属会危害男性生殖系统，所以相关工作者，如蓄电池厂和使用焊锡、铅等作业的工人也属于高危职业。还有长期接触放射线的职业：睾丸对放射线很敏感，放射线能促使睾丸精曲小管退变萎缩，杀灭精曲小管内的各级生精细胞，受照后各级生精细胞均受到不同程度的损害。因此相关职业也是要尽量避免接触这些有害因素，工作中做好防护，也是建议计划生育前，最好脱离工作环境一段时间后再要宝宝。

5

影响男性生育的八大"恶人"

嗜烟

研究发现，吸烟是造成男性不育症的重要原因之一，烟叶中的尼古丁有降低性激素分泌和杀伤精子的作用。

酗酒

酒精可通过毒害睾丸等生殖器官，引起血清睾酮水平降低，从而引起性欲减退、精子畸形。同时过度饮酒易诱发前列腺炎，甚至继发性功能障碍，可造成不育。

性生活不规律

一次射精后，需要5～7天才能恢复有生育力的精子数量，性生活过于频繁会导致精子数量减少。另外，性生活过于频繁、性交中断、手淫过度等会导致性器官不正常充血，诱发无菌性前列腺炎，影响精子形成。

长期穿紧身裤

这样的习惯有三种危害：睾丸温度升高，不利于精子生成；会阴部透气性差，易滋生细菌，感染疾病；阻碍阴囊部位的血液循环，造成睾丸淤血。

频繁热水浴

精子的生成和发育需要在适宜的温度内，而频繁进行热水浴，会使阴囊温度上升，影响精子生成。

久坐

久坐、长时间骑自行车等习惯都是对男性有害的，这些习惯会使尿道、阴囊、会阴部受压迫而充血，影响到睾丸、附睾、前列腺和精囊腺的功能，从而影响到精子的生成与发育，使得男性精子质量下降。

睡眠不规律

美国波士顿大学公共卫生学院流行病学专家对 790 对夫妻进行跟踪调查，发现睡眠时间过短或者过长（少于 6 小时或大于 9 小时）都有可能降低怀孕概率。如果使用 8 小时长的睡眠作为参照，睡不到 6 小时或睡眠超过 9 小时的男性，令配偶怀孕的概率将降低 42%，研究结果表明最适宜的睡眠时长为 7~8 小时。

肥胖

2018 年在西班牙巴塞罗那举行的欧洲人类生殖和胚胎学会议上公布的一项新的研究显示，肥胖男性与腰围正常的男性相比，"劣质"精子更多。这意味着男人腰围越大，生殖能力越差，甚至会不育。

在孕前 3 个月，夫妻双方均要注意饮食多样化，加强合理营养，可以多吃一些对调养身体有益的食物，并注意补充叶酸。掌握好同房的次数，计算好排卵期，养精蓄锐，为男女双方生成良好的精子和卵子创造有利的物质条件。

6

吸烟——男性健康的大敌

吸烟对生育的影响

有流行病学调查结果提示，吸烟量越大，烟龄越长，睾丸受干扰越严重。正常的睾丸具有生精和内分泌双重功能。当睾丸受干扰发生病理生理改变，会导致生精能力低下和体内性激素水平变化，从而引起不育。

1. 吸烟对男性精液质量的影响：科学家在不育人群中开展了许多有关吸烟与精液质量的研究，多数研究表明吸烟对常规精液参数有影响，吸烟者的精子密度、精子活动率、正常形态精子率明显低于非吸烟者。同时，吸烟与精子畸形存在相关性。

2. 吸烟对精子 DNA 指标的影响：精子 DNA 的完整性是正确传递遗传信息所必须的，精子 DNA 的损伤可导致男性不育。烟草中的诱变物可通过血 – 生殖腺屏障，使精子发生突变。吸烟不仅能影响精液常规指标，还使精子畸形的发生率提高甚至直接损害精子，导致精子 DNA 指标改变。

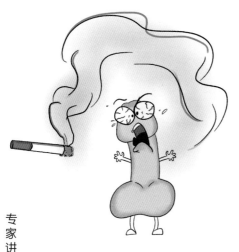

3. 父亲吸烟，胎儿畸形率明显增加：一项研究父亲吸烟对胎儿畸形影响的调查纳入了 5200 名孕妇，发现其丈夫不吸烟者，胎儿先天性畸形为 0.8%，每天吸烟 1 ~ 10 支者畸形 1.4%，10 支以上者畸形 2.1%。说明父亲吸烟量增加会使胎儿畸形发生率上升。日本学者的一项调查显示，父亲每天吸烟 1 ~ 10 支者，胎儿畸形率为 0.5%，每天吸烟 11 ~ 20 支者为 0.7%，每天吸烟 21 支以上者为 1.7%。

4. 母亲吸烟对儿子生育也有影响：母亲吸烟也可能对其儿子的精液质量产生远期效应。对 5 个欧洲国家共 1770 名年轻男性进行的关于母亲吸烟与儿子睾丸大小以及精液质量的相关性研究结果显示，与母亲不吸烟的男性相比，母亲在孕期吸烟的男性精子浓度减少了 20.1%，精子总量也减少了 24.5%。国外研究小组也进行了一项关于母亲怀孕期间吸烟是否会影响儿子的精子数量的研究,研究结显示：母亲怀孕期间吸烟量每天多于 10 支的人群，其儿子的精子密度下降了 48%。

吸烟对男性性腺与性激素的影响

精子发生过程是在神经内分泌的精密调控下完成的，或者说精子的生成有赖于下丘脑－垂体－睾丸轴的调节功能。外源化合物无论是直接影响睾丸的功能，还是间接影响下丘脑－垂体－睾丸轴的调节功能，均可表现为雄性生殖系统受损。香烟中的有害物质众多，这些有害成分长期作用于人体，对性腺与性激素分泌有许多不良影响。如，睾丸间质细胞在香烟有害物质长期作用下，合成睾酮的能力下降，依赖睾酮的生精过程受到影响。

对吸烟和不吸烟男性进行的比较研究提示，长期大量吸烟可能对精液参数、精子头部DNA双螺旋结构及睾丸间质细胞均有不良影响，且吸烟起始年龄越小，量越大，时间越长，影响越大。

吸烟对勃起功能的影响

研究发现，吸烟越多，发生阳痿的概率就越高。

长期吸烟可以使阴茎的动脉发生硬化或狭窄，因而显著地减少了阴茎的血液供应，还可引起血液的黏稠度增加。吸烟可促进交感神经分泌肾上腺素和去甲肾上腺素，造成阴茎勃起障碍同时还可使氧化亚氮（能促进阴茎勃起的物质）含量明显减少。吸烟还可使雄激素分泌减少。烟草中的毒性物质可以破坏睾丸内的间质细胞。间质细胞是专门制造和分泌雄激素的，而雄激素是男人性欲望和性能力的驱动因素。

吸烟导致肺部疾病

烟草在燃烧的时候，会释放出将近 40 种有毒化学物质，其中的有害成分主要包括焦油、尼古丁、一氧化碳、化学烟雾等。焦油是烟草最主要的有毒物质之一，对人的牙齿、咽喉、支气管、肺部均有不同程度的损害。

烟草燃烧产生的化学烟雾会破坏绒毛的功能，使痰增加，支气管发生慢性病变，气管炎、肺心病，严重的甚至会导致肺癌。

据统计，目前吸咽的人在 60 岁以后患肺部疾病的概率为 74%，但不吸烟的人 60 岁后患肺部疾病的概率仅为 4%，这实在是令人大吃一惊。

吸烟导致心脑血管疾病

许多研究认为，吸烟是许多心脑血管疾病的主要危险因素，吸烟者的冠心病、高血压病、脑血管病及周围血管病的发病率均明显升高。

吸烟者发生卒中（中风）的危险是不吸烟者的 2~3.5 倍。如果吸烟和高血压同时存在，中风的危险性就会升高近 20 倍。

当血液中的一氧化碳含量慢慢增加，氧气含量就会慢慢减少，长期积累就会引起高血压等疾病。另外长期吸烟还会使血管收缩，进而堵塞，造成心肌梗死。

吸烟还会使心跳加快，心脏的负担加重，导致心脑血管疾病、猝死的概率也会成倍增加：

1. 导致血压升高：血压升高是心血管疾病中常见的一种病症，大家都知道，香烟里面的主要成分之一是尼古丁，当体内尼古丁增多就会导致甲状腺素、肾上腺素分泌增加，从而导致血压升高，心跳加快，所以长期吸烟会引起血压升高。

2. 导致血栓形成：长期吸烟会影响血管，导致血管发生收缩或痉挛，而血管收缩就会导致血流阻力增大，血液会变得更加黏稠，加速动脉粥样硬化，最终导致血栓的形成。

3. 引起心血管疾病诱发猝死：吸烟会导致动脉粥样硬化，容易导致心肌梗死，引起猝死，患有冠心病的人吸烟，可能会因为香烟中的有毒物质引发心室颤动，从而导致猝死。

吸烟增加患糖尿病的风险

研究者发现，相比没有吸烟习惯的人，经常吸烟的人患糖尿病的风险要高 15%~30%。此外，对于男性来说，肥胖人群因吸烟而患糖尿病的风险要高 60%，相比之下，体重正常的人群因吸烟而导致肥胖的风险则仅有 30%。

吸烟导致骨质疏松

美国一项针对中老年烟民的大型研究发现，男性烟民比女性烟民更容易患骨质疏松和脊椎骨折，研究人员指出，每年多抽一包烟就会增加 0.4% 低骨密度风险，他们发现在参与调查的人中，具有正常骨密度的人一年平均抽掉 36.6 包烟，而存在低骨密度现象的人员平均每年抽掉 46.9 包烟。

吸烟对消化系统的影响

吸烟可引起胃酸分泌增加。吸烟者的胃酸分泌一般比不吸烟者增加 91.5%。吸烟还会抑制胰腺分泌碳酸氢钠，致使十二指肠酸负荷增加，诱发溃疡。烟草中的烟碱可使幽门括约肌张力降低，使胆汁更容易反流，从而削弱胃、十二指肠黏膜的防御因子，促使慢性炎症及溃疡发生，并使原有溃疡延迟愈合。此外，吸烟还可降低食管下括约肌的张力，易造成反流性食管炎。

吸烟导致癌症

流行病学调查表明，吸烟是肺癌的重要致病因素之一，特别是鳞状上皮细胞癌和未分化小细胞癌。长期吸烟者患肺癌的危险性是不吸烟者的 13 倍，如果每日吸烟在 35 支以上，则其危险性比不吸烟者高 45 倍，吸烟者肺癌死亡率比不吸烟者高 10~13 倍，肺癌死亡人数中约 85% 由吸烟造成。烟叶烟雾中的多环芳烃化合物，需经多环芳烃化合物羟化酶代谢作用后才具有细胞毒和诱发突变作用，在吸烟者体内该羟化酶浓度比不吸烟者高。吸烟可降低自然杀伤细胞的活性，从而削弱机体对肿瘤细胞生长的监视、杀伤和清除功能，这就进一步解释了吸烟是多种癌症发生的高危因素。吸烟者喉癌发病率比不吸烟者高十几倍，膀胱癌发病率增加 3 倍。此外，吸烟与唇癌、舌癌、口腔癌、食管癌、胃癌、结肠癌、胰腺癌、肾癌和子宫颈癌的发生都有一定关系。临床研究和动物实验表明，烟雾中的致癌物质还能通过胎盘影响胎儿，致使子代的癌症发病率显著增高。

吸烟对智力的损伤

不少吸烟的人认为吸烟可以提神、消除疲劳、解除不良情绪、触发灵感，其实这些没有科学依据。大量实验证明，吸烟会严重影响人的智力和记忆力，降低工作和学习的效率，影响生活的正常进行。

吸烟的其他影响

1. 睡眠质量差：美国约翰霍普金斯大学的一项研究发现，一夜睡醒后，吸烟者依然困倦的概率是非吸烟者的 4 倍。研究人员指出，其原因是吸烟者在夜间睡眠过程中，身体无法获得尼古丁，虽然看似呼呼大睡，实际上其睡眠会多次被打扰，睡眠质量下降。

2. **增加失聪、失明危险**：最新研究发现，与不吸烟者相比，吸烟者发生听力丧失的危险增加近 70%。一项对 2 万多名男性的调查发现，吸烟会增加男性视力减弱的概率，还会增加产生视力头号"杀手"——黄斑变性的可能。

3. **容易得牛皮癣**：多项研究表明，每天吸烟与牛皮癣发病危险的增加有极大关联性。每天吸烟超过 20 支以上，牛皮癣的发病危险会增加。

4. **降低药效**：吸烟会影响肝酶处理药物的效果，因此吸烟者有时需加大药量才能产生相同药效。而戒烟之后，某些药物的用药量会随之下降。

7

戒掉这些伤精的坏习惯

　　来自我国原人口和计划生育委员会科学技术研究所的一份研究报告显示，我国男性的精液质量正以每年 1% 的速度下降。可见，随着社会的发展和环境的变化，越来越多的家庭正在（或将）面临着男性不育的问题。在对男性不育患者的精液常规检查结果进行统计分析时发现，不良的生活习惯对精子的活力有很大的影响。那么，在现代生活中有哪些因素可能引起男性不育呢?

嗜烟与酗酒

　　有些男性对烟、酒中的毒素颇为敏感，尤其是生殖细胞更容易受害。研究表明，烟叶中的尼古丁有降低性激素分泌和杀伤精子的作用。每天吸烟 30 支者，精子存活率仅有 49%，吸烟者体内雄激素的分泌量比不吸烟者少近一半，从而产生精子的能力相应降低。酒精（乙醇）对肝和睾丸都有直接影响，实验表明经常饮酒可造成精液质量下降。

酒精可损伤下丘脑-垂体-性腺生殖轴，通过损害睾丸生精上皮和影响性激素的合成两种途径直接和间接地影响精液的质量。美国哈佛大学医学院的研究人员，对饮白酒的男性进行了精子损伤试验，结果表明，男性饮白酒不仅影响男性性欲，而且引起约70%的精子发育不良、畸形或失去活力。

无节制的性生活

精子在睾丸产生需要大约72天，在附睾发育成熟需要15天。尽管睾丸每天都在产生新的精子，但是在一次射精之后，要5~7天后精子才能成熟和达到足够的数量。如果性生活过于频繁，每次射出的精子数太少，就不容易受孕。

不良饮食习惯

长期偏食某种食物，如棉籽油、芹菜等，可导致精子数量和质量下降而诱发不育。其中食用棉籽油引起不孕和不育已经得到实验室研究和临床研究的双重证实。研究表明，精子的形成需要蛋白质、钙、磷、镁、维生素A和E等营养物质，因此，应改变偏食的习惯，在广泛的饮食基础上，多吃牛奶、蛋黄、瘦肉、鱼、胡萝卜、新鲜水果等食品，对不育男性十分重要。尤其要强调对微量元素锌的摄取。锌直接参与精子的生成，缺锌不仅会减少精子的数量，而且精子质量也会受影响。含锌丰富的食物有猪肝、黄豆、青菜、干海带、花生米、核桃仁、虾皮、墨鱼等。

长期穿着紧身裤

不少男性追求时尚，习惯穿紧身的牛仔裤。殊不知，紧身裤会将阴囊和睾丸牢牢地贴在一起，使阴囊皮肤散热的作用得不到发挥，进而增加睾丸局部温度，不利于精子的产生。另外，紧身裤还会限制阴囊部位的血液循环，可能造成睾丸淤血，导致不育。

频繁进行热水浴和服用有害生育的药物

睾丸是产生精子的器官，也是唯一位于体外的器官。睾丸在生精过程中要求温度必须 35~36℃，比正常体温低 1~2℃。经常用很热的水洗澡，尤其是盆浴，使阴囊经常处于高温状态，就会影响睾丸的生精功能而造成不育。现代医学证明，不少药物可引起男性不育，如环磷酰胺可使精液缺乏，甲氨蝶呤、氢化泼尼松等可致精子数减少，精子活率降低；西咪替丁等可通过抑制雄激素分泌，间接降低精子活力。

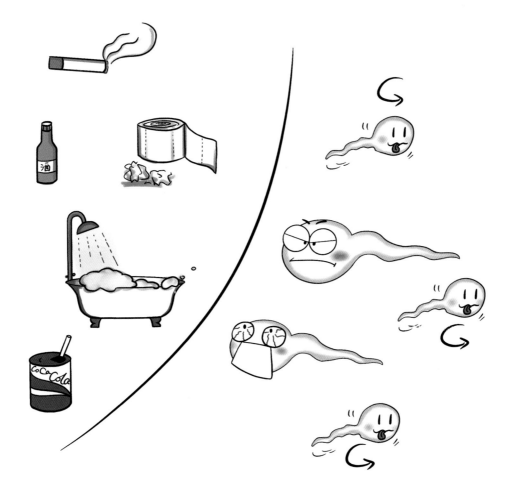

8

远离环境雌激素

什么是环境雌激素?

近年来，科学家将环境中能对机体健康产生不利影响或使其后代内分泌功能发生改变的外源性化学物质称为环境内分泌干扰物。在其中有一类化学物质具有雌激素样活性，可模拟内源性雌激素的生理生化作用，或具有拮抗雄激素的效应，称为环境雌激素。环境雌激素是一类环境污染物，种类繁多，这类物质的结构与内源性雌激素相似，可与下丘脑、垂体、子宫等脏器的雌激素受体结合，对生殖发育过程、内分泌系统、癌症发生机制产生影响。

环境雌激素广泛存在于自然界中，性质稳定，不易被降解破坏，半衰期长，在生态环境中通过食物链被富集。它们影响生物体的主要方式是通过污染的食品、空气和水体。部分环境雌激素具有脂溶性，可蓄积在脂肪组织，可以通过胎盘和乳汁使胎儿和新生儿受影响。

环境雌激素的种类

根据其来源不同主要分为 3 类：

1. **人工合成雌激素**：人工合成的类固醇衍生物，与天然雌二醇结构类似，为非甾体类雌激素，主要用作避孕药或促进家畜生长的同化激素。如己烷雌酚、炔雌醇、烯雌醚、二乙基己烯雌酚等。

2. 生物来源的雌激素：主要来自植物和真菌。植物雌激素主要有异黄酮类、木酚素类。真菌雌激素为玉米赤霉烯酮，其合成的衍生物玉米赤霉醇被用作家畜促进生长激素。

3. 环境化学污染物：烷基酚类，为非离子表面活性剂烷基酚聚氯乙烯醚的主要降解产物之一；有机氯杀虫剂，如滴滴涕、氯酮等；邻苯二甲酯类，塑料产品、润滑油、箔片印刷墨水的添加剂，婴儿奶嘴、油炸马铃薯片、乙烯基地板、聚氯乙烯儿童玩具中都有此类化合物存在；多氯联苯化合物，广泛应用于蓄电池、变压器及其他电气设备的绝缘液，农药、油漆等产品的添加剂等；金属类，如铅和镍。

环境雌激素对生殖和发育的危害

环境雌激素对男性生殖系统发育的影响很大，表现为性腺发育不良、生殖道肿瘤和先天畸形增多。在过去的 50 年里，隐睾症、生殖器官肿瘤等的发病率明显上升。这些变化被怀疑与环境雌激素有关。青春期接触环境雌激素也可能引起男性生殖道损害。

环境雌激素可能导致男性生育能力下降。据报道在 1940—1990 年，男性的精液量和精子数减少了 40%，不育率上升。滴滴涕（DDT，一种有机氯杀虫剂）可致精子数减少。生产有机氯杀虫剂的工人出现性欲减退和精子数下降。有些鸟类和鱼类的生育能力也降低甚至丧失。在一些水域的污水排放口附近发现一些雄鱼有雌性化现象。

9

男人也有生育最佳年龄

男性和女性的生育能力有很大不同。对女性来说，其卵细胞数量随着年龄增加而递减，最后消耗完毕，一般情况下，女性绝经后就不再有生育能力。但男性生育能力没有年龄的具体上限，有些人五六十岁了还能当上父亲，但这并不意味着男人在生育方面可以"为所欲为"。

男性的生育能力与睾丸生精能力、精液数量、精子数量、活动能力等都有关系。从理论上讲，在没有特殊原因的情况下，男性一辈子都可以拥有精子，都可能生育。一般来说，男性最佳生育期是 25 ~ 35 岁。随着男性年龄的增长，身体机能下降，再加上炎症、饮食、环境的影响，睾酮水平降低，附睾液分泌减少，精子缺乏营养，就会影响精子的成熟，男性的生精能力会减弱，使得女方受孕的概率逐步降低，50 岁以后会明显下降。

并且，大龄男性生出先天缺陷或疾病子女的概率也会相应增加。生育好比种庄稼，中老年男性性功能好，只能说明他们还能顺利完成播种的行为，但他们播种下去的种子，质量并不好，很难开花结果。

所以男性想要孩子，要尽量减少不良的生活习惯，最好在生育能力最佳的黄金年龄尽早生育。

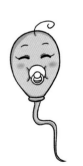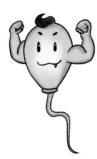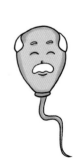

最佳生育期：
25~35岁

专家讲述生殖的秘密——成就「爸」业

10

禁欲太久，精液会变差

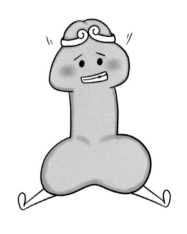

　　一些想要孩子的夫妻，常常会先禁欲一段时间，希望通过这种方法提升精液质量，增加"命中率"。但如果禁欲不当，反而会影响生育。

　　我们先从科学角度了解一下精液的组成。在射精过程中，附睾内高度浓缩的精子悬液和附属性腺（前列腺、精囊腺和尿道球腺等）的分泌物混合稀释组成了精液，其中附属性腺的分泌物约占精液的90%，这其中主要为来自前列腺和精囊腺的分泌物。从成分来看，精液除精子外，90%是精浆。精浆的成分主要是水，此外还有少量蛋白质、微量元素等，这些成分通过新陈代谢很容易补充。因此，一般而言，射精不会对身体造成损失。

　　一些男性为了保护精液而禁欲，事实上，即使禁欲，精子在附睾内蓄积到一定程度，也会自溢而出，或者进入尿道随尿排出。过度禁欲不仅不能保存精液，还不利于身心健康。当然，纵欲也不利于精液健康，还会使生殖系统和盆腔处于充血状态而患上生殖系统疾病。

11

"憋"着不射精，百害无一利

在我国，受传统文化的影响，部分男性极端珍惜精液，视其为"生命精华"。更有些男性为了保存"元气"，希望将精子留到女性排卵期，平时性爱中会刻意中断性生活、强忍不射精，甚至长期禁欲，殊不知，这样做对生育有百害而无一利。

长时间忍精不射首先会影响射精功能，从而发生射精时间延迟，甚至造成不射精。还可能使精液"走后门"，发生逆行性射精。精液逆行进入到膀胱内，然后随着尿液排出体外，长此以往会影响男性的生育能力。此外，还会导致性兴奋时积蓄的精液以其他方式排出体外，比如遗精等。

同时，刻意中断性生活，性器官内的血流复原速度会减慢，导致持续充血状态，易诱发生殖系统的感染性疾病和充血性疾病，如慢性细菌性前列腺炎。精囊持久充血，精囊壁上的毛细血管破裂，从而诱发血精病。此外，如果在达到高潮时突然中断性交，会对性心理产生不良影响，久而久之，容易发生性神经衰弱，引起早泄、勃起功能障碍等。

　　还有些男性干脆直接禁欲，以"保养精子"。研究发现，在持续禁欲后，精子数量低的男性，其精液的确会增加，但较长时间的禁欲会使精子质量逐步变坏，畸形精子的比例在禁欲几天后也开始增加。

　　因此，忍精不射和禁欲都是有损生育功能的。如果想提升精子质量，应该适当增加体育锻炼、放松心情，还应该建立合理的性生活规律，当性生活过频而感到疲劳时，要适当休息。

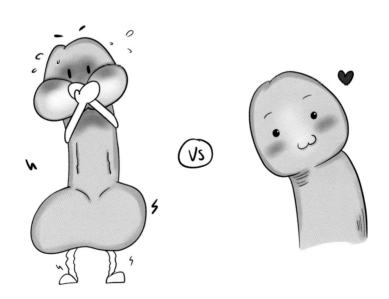

12

阴囊潮湿怎么办?

　　曾经有一句广告语叫"难言之隐,无需再忍",这句话用在男性局部位置的不适再合适不过了。随着医疗水平的提高,人民大众生活水平和健康意识的提高,男性朋友的一些"难言之隐"确实已经无需再忍了。

　　门诊经常碰到男性患者来诊,自诉阴囊潮湿,这个问题说大不大、说小不小,但确实给他们的生活带来了不适和困扰,有的患者还担心自己感染了什么病菌或得了什么疾病。

阴囊潮湿是怎么回事?

　　说到阴囊,就必须说一下我们男性的性生殖器官——睾丸。男人的睾丸产生精子需要凉爽的环境,一旦睾丸周围温度因某种原因异常升高,就可能使睾丸生精功能出现障碍或者睾丸生精上皮细胞发生退化,使精液出现异常,甚至造成男性不育。

阴囊包裹着睾丸，像一个温度调节器，具有一定的舒缩功能。当温度降低时，阴囊皮肤收缩、增厚，使睾丸靠近身体，睾丸周围环境的温度升高。当温度升高时，阴囊皮肤松弛、变薄，睾丸下垂，离开身体，加强散温功能，使睾丸周围环境温度降低，保持阴囊内温度稳定在 32 ～ 33℃。同时阴囊皮肤中有大量的汗腺，也可以帮助调节局部的温度。

如果阴囊分泌出的汗液不能及时散发，局部温度升高，汗液分泌增加，就会感到阴囊总是湿湿的。另外，在一些病理性情况下，也会出现阴囊潮湿。感觉上就是，用手摸上去能感觉到明显黏糊糊的，明显不适，而且潮湿的阴囊也容易成为细菌和病毒繁殖的温床。长期潮湿的阴囊容易产生炎症，出现外阴瘙痒难忍。

阴囊潮湿的原因，一部分是生理性出汗较多导致，另一部分可能是由于慢性前列腺炎。慢性前列腺炎可能由于自主神经功能紊乱。同时，也与长期久坐、在炎热的环境中工作以及精索静脉曲张有关。部分患者也可能是阴囊湿疹，表现为阴囊部位较潮湿，略有些痒。

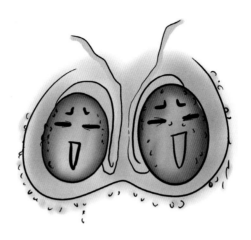

出现阴囊潮湿怎么办？

生活中，过敏体质、精神长期紧张、情绪变化起伏较大的人易患本病，所以建议平时保持积极的生活状态，勤加锻炼。出现阴囊潮湿也不要精神紧张，不要乱投医、乱吃药，因为阴囊潮湿不一定是病态，一般生活中注意局部的清洁干燥即可，最好穿着宽松的内裤。阴囊潮湿发作时应注意清淡饮食，少吃生冷食物，少吃辛辣鱼腥食物。长期久坐、在高温环境中工作、精索静脉曲张、慢性前列腺炎等引起的阴囊潮湿，应采用对应的治疗，必要时到正规医院就诊。

13

阴囊上的 "蚯蚓"

　　小王最近可谓好事连连，先是博士学位答辩顺利通过，紧接着又签约了一个很好的单位，和女朋友多年爱情长跑也有了结果，打算尽快结婚生子。可当他满心鼓舞地去做了一下生育检查，发现有左侧精索静脉曲张，听说还会影响生育，于是本来春风得意的他这几天他却愁眉苦脸的，好像有了心病。

精索静脉曲张是什么？

　　精索静脉曲张其实是一种血管病变，指精索内蔓状静脉丛的异常扩张、伸长和迂曲，是常见的男性泌尿生殖系统疾病，多见于青壮年，发病率占正常男性人群的 10% ～ 15%。左侧精索静脉更易发病。

在男性阴囊里，左右两边各有一条由输精管、动脉、静脉等组成的条索状组织，医学上称之为精索。精索里面的静脉就叫做精索静脉。由于解剖结构上的特点以及男性生理发育等诸因素，精索静脉容易淤血扩张，形成蚯蚓状的静脉团，这就叫作精索静脉曲张。所以准确地讲，这些曲张的蚯蚓并不是长在睾丸上，而是突出于阴囊才被发现的。

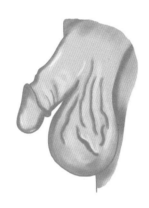

精索静脉曲张有什么危害？

男性的精索静脉和睾丸动脉都与睾丸有着密切关系，睾丸动脉负责睾丸的营养供应，精索静脉负责睾丸的血液回流并将睾丸生长发育和代谢所产生的废物运走。因此，如果精索静脉曲张了，睾丸的血液回流就会不通畅，睾丸所产生的废物就会运不出去，这样有毒的废物就会影响睾丸的功能。睾丸产生精子的能力和产生雄激素的能力也会受到影响。

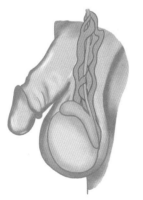

精索静脉曲张导致的疼痛不适及进行性睾丸功能减退，是男性不育的常见原因之一。许多患者由于感觉不到精索静脉曲张的症状而得不到及时诊治，最终导致部分患者生精能力受损。少数患者在站立时会感觉阴囊肿胀，阴囊局部持续或间歇坠胀疼痛感、隐痛和钝痛，可向下腹部、腹股沟区或后腰部放射，劳累或久站后及行走时症状加重，平卧休息后症状减轻或消失。

为什么会发生精索静脉曲张呢？

1. **解剖性的因素**：左侧精索静脉曲张较右侧常见，原因可能是：①静脉血管内压力增高，因左侧精索静脉行程长并呈直角汇入左肾静脉；②"胡桃夹"现象，肠系膜上动脉和主动脉压迫左肾静脉，影响左精索内静脉回流甚至导致反流，即"胡桃夹"现象。

2. **静脉瓣膜功能异常**：精索静脉瓣缺如或功能不良导致血液反流；精索静脉管壁及周围结缔组织薄弱，或提睾肌发育不全等解剖学因素引起。

3. **继发于其他疾病**：腹膜后肿瘤、肾肿瘤、肾积水等压迫精索内静脉可引起症状性或继发性精索静脉曲张。

为什么有的人也有精索静脉曲张，但是阴囊上看不到蚯蚓呢？

精索静脉曲张可以分为轻、中、重度三级，由于与治疗方案的选择有关，因此应注意区别。精索静脉曲张按严重程度，可分为临床型和亚临床型。临床型一般分为轻度、中度和重度：①轻度：体检时，做完普通的触诊以后，医生会让患者深吸一口气，然后鼓肚子，做屏气的动作，再去触摸阴囊和精索，如果能感觉到血液反流（血液正常应该朝着心脏方向流，如果往反方向流就是反流），就可以诊断是轻度的曲张。②中度：在肉眼还看不出有静脉曲张的时候，医生会用手去触摸患者的阴囊和精索，如果能摸到增粗的精索血管，就能诊断是中度的曲张。③重度：通过肉眼就可以看到阴囊里面隆起的一些蚯蚓状的、类似血管的突起，就能明确诊断是重度曲张。也就是说，只有重度的精索静脉曲张才能看到阴囊上的"蚯蚓"。

得了精索静脉曲张怎么办？

治疗上分一般治疗、药物治疗和手术治疗。对于没有症状或者症状较轻的患者，可以先暂时观察或者采用非手术治疗的方式，比如药物治疗、阴囊托带、局部冷敷、避免过度性生活等，平时更要注意减少一些增加腹压的动作，如长时间站立、激烈运动、负重等。

因此确定了患有精索静脉曲张，对于轻度精液质量不好的患者，手术不是首选的治疗方式，建议患者先改善生活方式，特别是避免熬夜、久坐、不运动这些可能影响到精液质量甚至生育能力的习惯。通过改善生活方式如果能够怀孕，就没有必要去做精索静脉曲张手术。

当出现明确精索静脉曲张引起的症状，如精液检查结果出现严重异常或者睾丸缩小、质地变软等应及时进行手术治疗。

小王的精索静脉曲张，经医生诊治后发现仅仅为轻度，且精子质量尚可，建议定期观察就可以了。所以说，即使得了精索静脉曲张也不用害怕，更不要给自己背上沉重的思想包袱，精神过于紧张反而可能加重症状，正确了解相关疾病知识，有需要时积极就诊咨询。

14

得了不射精症，还能要娃吗？

不射精症是指阴茎能正常勃起和性交，但是不能射出精液，或是在其他情况下可射出精液，而在阴道内不射精，因此不但无法达到性高潮和获得性快感，也无法使爱人受孕。

不射精是不是就是无精子症？

当然不是。无精子症，顾名思义就是排出的精液中没有精子，一般医学上认为，在所射出的精液中连续 3 次找不到一个精子，就可称为无精子症。

所以不射精症跟无精子症是两个概念，不射精并不是精液中无精子，而是无法射出精液。那么，不射精症的男性还能要宝宝吗？

我们知道，正常射精是一个复杂的生理过程，是由神经系统、内分泌系统和泌尿生殖系统共同参与的复杂生理反射过程，如果这个过程的任何一个环节发生功能或器质性障碍，都可能导致不射精症。

导致不射精的原因有哪些？

1. 精神心理因素：如工作、家庭、生活等问题会增加男性的精神压力，夫妻感情之间紧张等情况也会使在男性情感上处于压抑状态，使他不能集中精力享受性生活，难以排精。

2. 性知识缺乏：夫妻双方缺乏性知识，不知道如何性交，或者对性有恐惧心理（如女方害怕妊娠或疼痛）

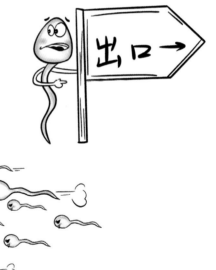

而限制男方大幅度、快速抽动，使男方不能达到射精的阈值导致不射精症。

3. **性刺激的方式不同**：少数男性患者由于长期手淫，由于手淫时的性刺激强度多超过性交时的强度，射精中枢习惯于手淫的强烈刺激，可能在性交时达不到射精阈值。

4. **神经系统病变与损伤**：如大脑侧叶病变、脊髓损伤，会引起不射精症。

5. **泌尿生殖系统疾病**：泌尿生殖系统炎症造成的射精疼痛，也会导致因疼痛恐惧所致的不射精。

6. **内分泌异常**：糖尿病、垂体功能低下、甲亢等可引起射精障碍。

7. **药物性因素**：许多药物和勃起、射精等有关，如安眠药、巴比妥类药、抗抑郁药、抗精神病药或溃疡、高血压的药物等，还有部分患者是由于酒精等引起射精困难。

这里还要单独说一下逆行射精，这部分男性比较特别，他们在性生活中有正常的射精感觉，但是精液不是向前射出尿道，而是向后逆向射至膀胱。原因可能由于先天性发育异常导致膀胱颈半闭不全、尿道膜部阻力增加，或者各种前列腺、尿道手术等造成逆行射精。

不射精应该如何治疗？

针对不射精的病因可以采取心理辅导、性知识教育和疾病对症治疗。对精神原因导致的射精困难，一方面调整工作节奏和压力，另一方面适当运动，放松心态，希望配偶能鼓励配合，性爱时可以营造温馨氛围，那样效果更佳。服用抗抑郁药物导致的射精困难，建议根据患者抑郁疾病情况，咨询专科医生是否能够停止或减量抗抑郁药物，或者替换为其他影响较小的药物。其他疾病导致的射精困难，在明确病因后先处理原发疾病。必要时采取手淫取精或者穿刺取精辅助生育，也可以生育自己的宝宝。

逆行射精的男性在性生活中有正常的射精感觉，对性生活影响不大，处理上也是积极治疗原发疾病，另一方面，必要时可以通过辅助生育怀孕。

15

4 种情况别同房

如果夫妻为了早点要上孩子而勉强同房，很可能让身体受伤，甚至影响健康生育。一般来说，以下几种情况，夫妻最好不要同房。

1. 急性细菌性前列腺炎发病时应避免性生活，等病情好转后再恢复。慢性细菌性前列腺炎患者过性生活时要戴上避孕套，防止交叉感染。治疗期间，注意检查爱人是否也有相应感染，如有感染则需要同时治疗。慢性前列腺炎患者因长期骨盆区不适或者疼痛，也可能影响性生活。

2. 男女双方患有性传播疾病时，应暂停性生活，并及时同查同治，以免疾病加重或反复发作。男性存在严重的器质性疾病，如严重的心脏病、结核感染处于严重期时，也应听从医生建议，暂停性生活。

3. 女性生理期时，阴道分泌液被经血中和成碱性，成为良好的细菌培养基，同时子宫内膜脱落，子宫内有伤口，子宫口又微开，同房易将细菌带入，引起生殖器官发炎。经期同房也可加重子宫充血，使经血增多、经期延长或经期不适加重。

4. 疲劳或醉酒时过性生活，也会损害健康，降低受孕概率。大量饮用烈性酒，还会导致男方阴茎勃起不坚或早泄，同时易令女方反感，影响性生活质量，妨碍性生活和谐。

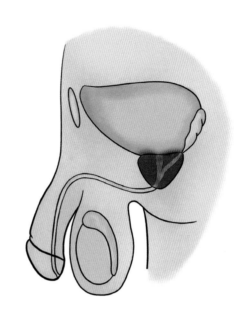

16

避开 10 个杀精凶手

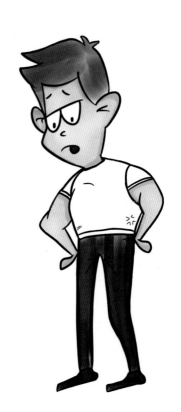

　　30 多年前，有生育能力的男性，每次射精的精液中每毫升有 6000 万个精子，而现在正常标准已经降到每毫升 1500 万个。精子少了生殖能力自然就下降，差距比较明显，那么日常生活最常见十大"杀精凶手"有哪些呢？

紧身裤

睾丸喜欢低温，大约 35℃左右最适宜。

穿紧身裤容易勒，就像行走的火炉子，喜欢低温的"蛋蛋"肯定受不了。因此，男性同胞们还是少穿为妙！

发热

发热对睾丸生精的影响最大！

如果发热超过 38℃，则未来 2~3 个月内精子都不会好，精液质量会很差。

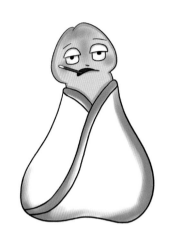

泡热水澡

桑拿和泡澡，对即将要孩子的男性来说都不是好选择。

睾丸不喜欢太高的温度，泡澡时间长了，精子质量也不好。如果一定要泡，最好不要超过 15 分钟。更不建议太频繁地泡澡。当然，淋浴是没问题的。

如果泡温泉，水也不能太烫。

夫妻生活不节制

有实验表明，如果让男人连续射精，打个比方，今天射出 100 个，明天再射一次只能射出 50 个，后天再射只能射出 25 个，逐渐减少。

所以要进行适度的、有规律的性生活。

常喝可乐

可乐里有咖啡因，多多少少对精子有影响。这并不是说喝可乐就一定杀精。

把可乐当饭、长期只喝可乐的人，身体代谢、内分泌的功能、血糖功能的调解可能会受到影响，对精子多少也会有影响。

化妆品

育龄夫妇特别要注意这点。现在很多男性开始使用化妆品，而有些化妆品里含有雌激素，用多了后体内雌激素变多，容易影响男性性腺功能。

临床上美发师人群就医的比较多，因为经常用染发剂，他们不孕不育的发生率比一般人高一点。

喝酒

酒有血管扩张的作用，酒精可引起内脏器官充血，前列腺当然也不例外。

前列腺长期反复充血是引起慢性前列腺炎的原因之一。前列腺炎影响睾丸生精。

吸烟

大量吸烟会影响前列腺健康。

香烟中的烟碱、焦油、亚硝胺类、一氧化碳等有毒物质，不但可以直接毒害前列腺组织，而且还能干扰支配血管的神经功能，影响前列腺的血液循环，从而加重前列腺的充血症状，也会导致前列腺炎的发生。

吃辛辣食品

辛辣食品不是前列腺疾病的直接病因，但对前列腺和尿道有刺激作用。

辛辣食品可以引起短暂的会阴部不舒服，还可引起血管扩张促使前列腺和膀胱颈充血、水肿，导致前列腺的抵抗力降低。

熬夜

熬夜使身体的免疫力下降，易诱发前列腺炎。

前列腺炎不仅会造成排尿不适，如果任由其发展，还有可能引起早泄、阳痿等性功能障碍。

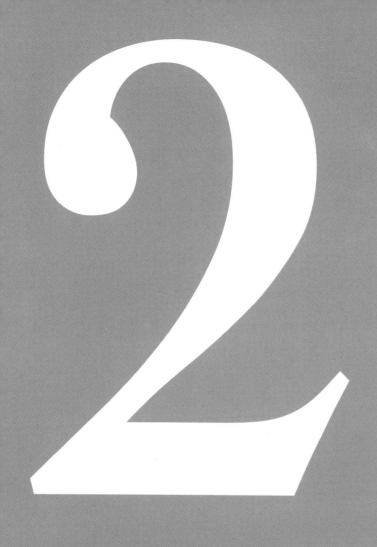

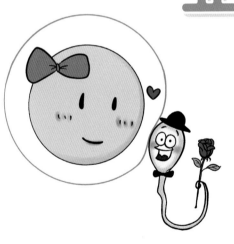

第二篇

如何成就你的「爸」业

17

男性备孕知多少

以前很多夫妇因为不孕不育，才会到医院进行相关检查。但是现在，为了生育一个健康的宝宝，越来越多的育龄夫妇在备孕前就开始进行相关准备。那么男性都需要做什么检查和准备呢？平时又应该如何注意保养精子呢？

来到医院后，医生会给男性朋友进行问诊、查体和检查

1. **问诊：** 会问到身体状态、以往病史、生育史、性生活情况等。这些可以帮助医生了解你身体的基本状况。

2. **触诊、视诊：** 观察睾丸的大小、形态、硬度、位置、皮肤状态。确认体毛的生长状态。这些可以了解男性的发育情况，为下一步诊治提供方向。

3. **精液检查：** 采集精液，了解精液量、精子数量及精子活动率。可以在医院或家里进行采集。这项检查可以直接知道有无生育能力，检查出精子数量、活动率、畸形率、精子异常等情况。

4. **其他检查**：如染色体和激素检查等。染色体可以检测出遗传方面是否有异常。激素检查了解卵泡刺激素、促黄体生成素、催乳素、睾酮的数值，可以检测出激素的分泌状态。如果有异常，就有可能是精子形成的障碍。B 超等影像学检查，可以了解睾丸、附睾、精索及前列腺等性腺器官有无病变。

日常生活中需要注意哪些方面呢？

1. **吸烟**：研究发现，吸烟是造成男性不育症的重要原因之一，烟叶中的尼古丁有降低性激素分泌和杀伤精子的作用。

2. **酗酒**：酒精可通过毒害睾丸等生殖器官，引起血清睾酮水平降低，从而引起性欲减退、精子畸形。同时过度饮酒易诱发前列腺炎，甚至继发性功能障碍，可造成不育。

3. **性生活不规律**：一次射精后，需要 5 ～ 7 天才能恢复有生育力的精子数量，一旦性生活过于频繁会导致精子数量减少。另外，性生活过频、性交中断、手淫过度等会导致性器官不正常充血，会诱发无菌性前列腺炎，影响精子形成。

4. 长期穿紧身裤：这样做有三个危害：睾丸温度升高，不利于精子生成；会阴部透气性差，易滋生细菌，感染疾病；阻碍阴囊部位的血液循环，造成睾丸淤血。

5. 频繁热水浴：精子的生成和发育需要在适宜的温度内，而频繁进行热水浴，会使阴囊温度上升，影响精子生成。

6. 久坐：久坐、长时间骑自行车等习惯都是对男性有害的，这些习惯会因为压迫尿道、阴囊、会阴部，致使它们充血，影响到睾丸、附睾、前列腺和精囊腺的功能，从而影响到精子的生成、发育，使得男性精子质量下降。

7. 睡眠差：波士顿大学公共卫生学院流行病学专家通过对 790 对夫妻的跟踪调查，睡眠时间过短或者过长（即少于 6 小时或者大于 9 小时），都有可能降低怀孕概率。如果使用 8

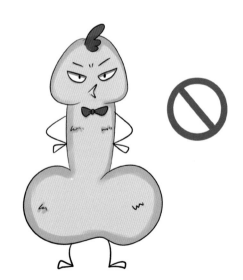

小时长的睡眠作为参照，睡不到 6 小时或睡眠超过 9 小时的男性，令配偶怀孕的概率将降低 42％。因此，最适宜的睡眠时长为 7~8 小时。

8. 肥胖：在西班牙巴塞罗那举行的欧洲人类生殖和胚胎学会议上公布的一项新的研究显示，肥胖男性与腰围正常的男性相比，"劣质"精子更多。这意味着男人腰围越大，生殖能力越差，甚至会不育。

平时吃什么可以生精养精呢？

镁元素、锌元素、钙元素、精氨酸、果糖——这些对精子的活动能力、精子的质量，提高男性性功能等有着极其重要的作用。

男性平时应该多吃含锌的食物，富含锌的植物类食物主要有豆类、花生、小米、萝卜、大白菜；动物类食物以牡蛎最佳，其次是牛肉、鸡肝、蛋类、羊排等。

为什么"封山育林"需要至少 3 个月呢？

精子并不是产生就直接射出，而是经历了一个发育的阶段。

需要 74~76 天的时间精子才能发育成为蝌蚪状，这个时候从睾丸排出的精子，虽然看起来已经成形，但其实是尚未完全成熟的，还必须在通过附睾的过程中发育成熟，而这个过程还需要 14~16 天。因此，想要孕育健康宝宝，提前 3 个月开始"封山育林"绝对是正确的选择。

手机放裤兜里会影响男性生育能力吗？

男性生殖细胞和精子对电磁辐射很敏感。经常将手机放在裤兜，发出的电磁辐射可影响人的生殖系统，主要表现为"小蝌蚪"质量降低。另外，手机长时间放在裤兜里，会产生一定的热量，而局部的高温会破坏"小蝌蚪"喜欢的低温生长环境，减弱"小蝌蚪"的活动力。

18

"小蝌蚪"达标记

全面二孩政策放开后，不少夫妻都想拥有第二个宝宝。这里讲述了一对夫妻的求子故事。在就医过程中，医生为他们解答了多数夫妻都会遇到的医学问题。

产房里婴儿的啼哭声宣告了王先生和妻子终于修成正果，成功圆了二孩梦。当护士把母子从产房里推出来，走向病房的时候，王先生说，虽然就医的过程艰辛无比，但医院的医护人员过硬的专业技术和一心为患者服务的态度给他留下了深刻的印象。据他介绍，从1年前不知何时该看生育门诊，不知道做什么检查和如何看结果，到药物治疗，再到人工授精。久病成医，漫长的求医之路使他们夫妻对于生育有了比较完整的认识。

何时需要到医院看生育问题？

尽管现在有少数丁克家庭，但毕竟不是社会的主流。中华传统文化中多子多福的思想深深影响着大家。王先生跟妻子虽然已经有了一个健康的宝宝，但总想再要一个。恰巧碰到了国家全面二孩政策放开，因此王先生跟爱人1年前就启动了要二孩的大工程。他们上网一查，发现北京大学第三医院（以下简称北医三院）生殖中心是大陆第一个试管婴儿的诞生地，辅助生殖技术处于国际一流水平。在爱人的催促下，王先生向领导请了假，来到了北医三院。

北医三院男科医生接诊了王先生。医生详细询问了他的病情和之前的检查结果。医生得知，他爱人35岁，之前一直使用避孕套避孕，刚开始要二孩，1年前的精液检查显示精子活力差。医生告诉王先生，不要着急做检查和治疗，先随访观察就可以。

王先生对此疑惑不解。医生耐心地解释道，世界卫生组织定义男女双方未采取避孕措施，性生活正常，因男方因素1年未育为男性不育。医生诊断这个疾病并不是以时间为标准的，也不是以指标（如精子浓度、精子活力等）来判定的。一般说来，男女双方未采取避孕措施1年之内，只要精液里有活动精子，从理论上说都可以继续观察。目前的资料表明，育龄夫妇半年的怀孕概率为 75%，1 年的怀孕概率为 85%（有的资料是 90%）。除非患者是绝对不育（如男方无精子症等）。如果是绝对不育，那么一经诊断就应该开始治疗。

此外，生育力与年龄有密切关系。年龄对男性和女性生育力的影响是不同的。男性或女性都是在 25 岁左右达到生育力的高峰。与 25 岁的年轻男性相比，40 岁以上男性在 1 年之内使配偶怀孕的概率下降 50%；45 岁以上男性比 25 岁男性要花更长的时间（约为 6 倍）才可使配偶怀孕。然而，年龄对女性生育力影响更大。女性到了 35 岁，其生育能力下降到 25 岁时的 50%；到了 38 岁，下降到只有 25%；40 岁以上则不到 5%。因此女性年龄 35 岁或 35 岁以上，未采取避孕措施半年以上未育，就需要到医院进行治疗了。

王先生以前精子活力差，但还没有到继发性不育阶段，应该还处于备孕阶段，目前不需要做进一步检查和治疗。医生只是给王先生开了维生素 E 胶囊，并告诉他一些关于生育的注意事项。如忌烟，不能喝太多酒，远离辐射和各种有害的化学物质，不要蒸桑拿，不要长期穿紧身内裤。医生还建议他锻炼身体和减肥。此外，医生还让王先生在爱人两次月经中间（大约是女性的排卵日），每两天同房一次来增加怀孕的概率。

要孩子该做什么检查?

王先生要第一个孩子的过程比较顺利,但要二孩的情况就变了。虽然有了医生的科学指导,但半年过后他爱人还是"没有动静",所以他又请假找医生来看病了。这次医生让他做了个精液检查,并详细告诉他检查的注意事项:禁欲2~7天。禁欲时间过长,可能影响精子活力。取精一定要完全。精液是混合物,尤其是前段精液质量较高,如果丢失这部分精液则对整个分析结果影响较大。

检查结果显示,精子浓度 21×10^9/L,A级精子12%,B级精子10%,C级精子22%,D级精子56%,正常形态4%。看到结果后,医生对王先生说,目前精子分析方法是采用世界卫生组织手册第4版标准评估办法,主要有三个指标:精子浓度(大于 20×10^9/L)、活力和形态。根据精子活动能力又把精子分为A、B、C和D级精子。A级精子活动良好,快速前向运动;B级精子活动一般,慢速前向运动;C级精子只能非前向运动;D级精子是不动的。正常精液中,A类精子的占比要≥25%或A类+B类≥50%,形态要大于4%。

医生拿着检查结果,为王先生进一步解释道,结果显示,精子浓度正常,活力差,是典型的弱精子症。关于弱精子症的程度分类,30%≤A类+B类<50%是轻度弱精子症,10%≤A类+B类<30%是中度弱精子症,1%≤A类+B类<10%是重度弱精子症。王先生的结果是A类+B类22%,属于中度弱精子症。

治疗过程为何漫长而艰辛？

医生给王先生诊断为继发性男性不育、弱精子症，并告诉了治疗方案。首选是药物治疗，自然怀孕。如果治疗一段时间后还未怀孕，则需要考虑人工授精。王先生夫妇是慕名来做辅助生殖技术的，可医生却让他先进行药物治疗。看到他们对此困惑不解，医生表示，医学上所有疾病的治疗原则都是一样的，治疗手段都是从简单到复杂，从没有创伤的治疗到有创伤的治疗。由于药物治疗简单、费用低而且没有创伤，应该先采取药物治疗。

人的精子发生发育周期为 70～74 天。药物治疗目前几乎都是经验用药，没有特效药物。所以药物治疗 1～2 个生精周期，即 3～6 个月后，如疗效不佳，就需要考虑辅助生殖技术，如人工授精或试管婴儿。如果此时还想再尝试药物治疗，那达到目的的可能性就很小了。

经过 3 个月的药物治疗，王先生精液的主要指标虽有所上升，但他爱人还是没有怀孕。于是医生让他做了个上游实验。上游实验是评估精液里是否有足够数量的活动精子。王先生的检查结果出来后，医生表示，他的精子符合原卫生部人工授精的标准，即宫腔内人工授精：前向运动精子（A+B）总数在 10×10^6 次以上；宫颈管内人工授精：前向运动精子（A+B）总数在 20×10^6 次以上，所以他可以做人工授精。

在男科医生的帮助下，王先生终于圆了二孩梦。他跟医生说，很多家庭也会跟我一样，只要得到专业规范的治疗，一定能实现要孩子的梦想。

19

"爱憎分明" 的小蝌蚪

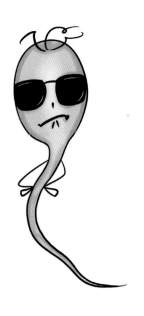

随着社会进步、科技发展，人民大众预期寿命越来越长，我们的物质生活也变得越来越丰富，但是工业化进步在给我们带来便捷舒适的同时也带来了一些"副作用"，比如不孕不育。研究发现，育龄夫妇中 10%~15% 出现生育困难，这其中男女因素约各占一半，而男性的问题主要出在"小蝌蚪"上，如少精子症、弱精子症或者无精子症等。

各大医院生殖中心的门诊都挤满了前来求医求子的夫妇，很多男性患者拿着自己的精液化验单询问："我的精子怎么了？"这可能是他们最想问、最常问的问题。造成男性精子质量不好的原因很多，有先天的，但更多是后天的。

我们知道，精子是由睾丸产生的，生成于睾丸的曲细精管，发生发育的周期约 90 天。具体说来，精子产生释放到曲细精管约需 64 天，在附睾成熟约需 14 天左右，这加起来大概 3 个月，我们说戒烟酒 3 个月就是从这来的。

很多不育的男性会说，我已经戒了烟酒了，为什么精子还是不好呢？那是因为我们的睾丸是一个"会记仇"的器官，我们的精子是"有记性"的小蝌蚪。我们既往对睾丸造成的损伤，它都会记住，再产生的小蝌蚪也带有既往损伤的记忆。其实就是说，既往我们对睾丸造成的损伤，是会累计的，这就像我们刻在桌子上的痕迹，轻的可能还好，重的都会留下伤疤，一次一次、一道一道，时间长了、次数多了，桌面就严重受损了。睾丸既然是产生精子的工厂，那么对它的损伤就会直接影响工厂的好坏，进而影响精子质量，因此产生的每一个精子都是带有记忆的，它会"记着"你对它的不好。

哪些事情会给小蝌蚪好的"记忆"?

1. **适当的体育锻炼**:适当的锻炼可以改善"睾丸环境",刺激精子更健康地生成,从而增强精子的质量。

2. **维生素**:许多维生素与精子质量相关,比如维生素 C 能降低精子的凝集力,有利于精液液化。维生素 C 的抗氧化功能还可以对精子细胞 DNA 产生保护作用。维生素 E 有调节性腺和延长精子寿命的作用。

3. **微量元素**:人的睾丸、前列腺、精液都含有很高浓度的锌,锌长期摄入不足,将会造成睾丸萎缩和少精子症。镁元素不但能增强精子活力,还有助于调节人的心脏活动、降低血压、预防心脏病、提高男性的生育能力。钙元素对精子的运动、维持透明质酸酶的活性及在受精过程中都有举足轻重的作用。硒对男性的生育能力来说是必不可少的,睾酮的生物合成需要硒,精子的形成和正常发育也需要硒。

4. **好心情**:好心情是产生优良精子的保证,反之,长期压力过大、休息不好、精神抑郁,往往会影响大脑皮层的功能,导致全身的神经、内分泌功能紊乱,最后影响了精子工厂的效益。

5. **规律性生活**:适当增加性爱频率,精子会更"新鲜"。反之,如果精子长期没有排出,精子就会老化,甚至死亡。

哪些行为会让小蝌蚪"记仇"呢?

1. 嗜烟: 研究发现,吸烟是造成男性不育症的重要原因之一,烟叶中的尼古丁有降低性激素分泌和杀伤精子的作用。

2. 酗酒: 酒精可通过毒害睾丸等生殖器官,引起血清睾酮水平降低,从而引起性欲减退、精子畸形。同时过度饮酒易诱发前列腺炎,甚至继发性功能障碍,可造成不育。

3. 性生活不规律: 一次射精后,需要5～7天才能恢复有生育力的精子数量,一旦性生活过于频繁会导致精子数量减少。另外,性生活过频、性交中断、手淫过度等会导致性器官不正常充血,会诱发无菌性前列腺炎,影响精子形成。

4. 长期穿紧身裤: 这样做有三大危害:睾丸温度升高,不利于精子生成;会阴部透气性差,易滋生细菌,感染疾病;阻碍阴囊部位的血液循环,造成睾丸淤血。

5. 频繁热水浴: 精子的生成和发育需要在适宜的温度内,而频繁的热水浴,会使阴囊温度上升,影响精子生成。

6. 久坐: 久坐、长时间骑自行车等习惯都是对男性有害的,这些习惯会因为压迫尿道、阴囊、会阴部，致使它们充血，影响到睾丸、附睾、前列腺和精囊腺的功能，从而影响到精子的生成、发育，使得男性精子质量下降。

7. 睡不好：与那些睡眠质量好的男性相比，每晚睡眠不足或有睡眠困扰的男性，可能会产生更多的生育问题，不仅精子数量会减少 1/4，睾丸可能也会较小。

8. 肥胖：在西班牙巴塞罗那举行的欧洲人类生殖和胚胎学会议上公布的一项研究显示，肥胖男性与腰围正常的男性相比，劣质精子更多。这意味着男人腰围越大，生殖能力越差，甚至会不育。

知道了我们的小蝌蚪有"记性"，那么我们在日常是生活中就要多做对它好的事情，少做让它"记仇"的事情，这样让我们需要它们的时候，它们也一定会"知恩图报"的。

20

精子相亲记

我们知道，小宝宝是父亲的精子和母亲的卵子完美相遇后的结晶，而男性的"小蝌蚪"要到达目的地，需要"跋山涉水"、历经千难万险才能能获得和卵子相亲的机会，然后这其中的优秀分子才能获得卵子的芳心，进而修成正果。那么在"小蝌蚪"相亲的路上会有哪些磨难呢？

诞生于睾丸

睾丸是男性的生殖器官，它的表面有一层坚厚的纤维膜，称为白膜，沿睾丸后缘白膜增厚，凸入睾丸内形成睾丸纵隔。从纵隔发出许多结缔组织小隔，将睾丸实质分成许多睾丸小叶。睾丸小叶内含有盘曲的精曲小管，小蝌蚪就是从这里诞生的。精子在睾丸里产生大约需 74 天，如果睾丸受到损伤，那么就相当于精子出生的家园受到破坏，"小蝌蚪"的产生就会减少，严重的甚至一个也没有，临床上称之为无精子症。一些疾病，如隐睾、精索静脉曲张、炎症、放化疗等会损伤睾丸功能。另外，一些不良的生活习惯也会影响孕育"小蝌蚪"的家园，如吸烟、喝酒、熬夜、久坐、高温、辐射等。

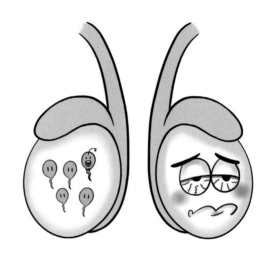

养大于附睾

附睾是一个由许多曲折、细小的管子构成的器官，一面连接着输精管，一面连接着睾丸的曲细精管。当精子离开睾丸时，就"跑"到附睾里，继续生长成熟，在附睾内成熟的时间为 14 天左右。附睾管除贮存精子外还能分泌附睾液，其中含有某些激素、酶和特异的营养物质，它们有助于精子成熟。如果附睾发炎，不仅会因为炎症反应而损害精子，还容易引起附睾管腔的缩小或堵塞，导致附睾尾部与输精管连接处不完全性或完全性梗阻，进而导致精子被堵截在附睾管内出不去，只能慢慢被困死，临床上表现为梗阻性少精子症或无精子症。

穿行于输精管

　　输精管是一对弯曲的细管，与输尿管并列而行，后端开口于泄殖腔，是将成熟精子从附睾输送到前列腺部尿道的唯一通道。因此，当出现输精管先天未发育或发育不良、与附睾不相通等情况，或者因为各种致病菌使输精管发炎，形成瘢痕，导致管腔闭塞，严重者会导致无精子症。

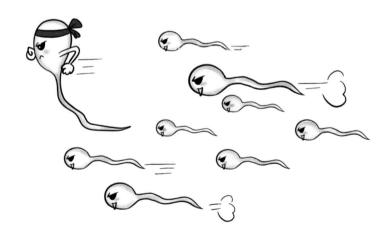

蓄势于射精管

输精管与精囊腺的排泄管在前列腺的上部会合后的管道，称为射精管。射精管在前列腺上部会合后，穿入前列腺，开口于尿道。射精时两部分的液体可进入尿道。射精管口的闭锁也是造成阻塞性无精子症的原因之一，如炎性粘连或者精囊肿物等压迫射精管口，临床可表现为无精子症、弱精子症或者少精子症。

出师于尿道

当男性有了性高潮而排精时，"小蝌蚪"也就从尿道整装出师，向女性生殖道进军。因此射精是包括勃起、射精和性高潮的一个复杂过程。性高潮是一种大脑参与的、通常是愉悦的事情，而且是与射精紧密相连的，因此如果神经系统有了问题，相当于出发指令有了问题，会导致射精困难，"小蝌蚪"无法出发。同样，如果出现了勃起功能问题，"小蝌蚪"也不能发射，还是会出师不利。

"相亲"于女性生殖道

女性的生殖管道包括阴道、子宫和输卵管，"小蝌蚪"的运动不完全依靠本身的游动，宫颈、子宫和输卵管对它的运动都起到一定的作用。阴道是性爱时性器官结合的地方，也是接纳精液的场所，精液射入阴道后穹窿后，很快就变成胶冻样物质，使得精液不易流出体外，并有暂时保持精子免受酸性阴道液破坏的作用。但是，阴道内的精子绝大部分被阴道内的酶杀伤而失去活力，存活的精子随后又遇到宫颈黏液的拦截。宫颈作为精子在女性生殖道内要通过的第一个关口，为精子的穿行提供了最优越的条件。一部分精子靠本身的运动及射精后引起的子宫收缩，进入子宫腔内。精液中含有很高浓度的前列腺素，可刺激子宫发生收缩，收缩后的松弛造成宫腔内负压，可把精子吸入宫腔，进入宫腔后的下一站是输卵管。精子进入输卵管后，在其中的运行主要受输卵

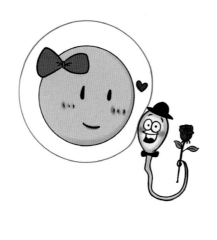
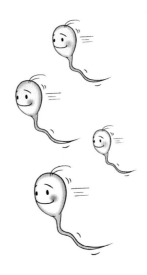

管蠕动的影响。输卵管是长 10 ～ 13 厘米的细管子，具有输送精子和卵子的功能，也是精子和卵子相遇受精的地方。精子与卵子在输卵管壶腹部相遇而受精，精子与卵子相融合时称为受精卵。子宫是孕育胎儿的场所，受精卵在这里着床，逐渐生长发育为成熟的胎儿。因此当正常管道受阻，如处女膜闭锁、阴道横隔、阴道纵隔、阴道闭锁和宫颈闭锁、女性生殖道感染、输卵管堵塞等，也会影响精子和卵子的相遇和结合。

21

睾丸喜"纳凉"

　　《三生三世十里桃花》的主题曲《凉凉》中唱到："入夜渐微凉，繁花落地成霜"，大家一定希望夏季能有这种凉快天气。夏季天气炎热，很多人都表示自己的命都是空调给的，所以大家都怕热喜凉，但有一天门诊时却碰到一个"怕凉"的男性：他偶然发现自己蛋蛋有些微凉，然后就有些担心，怀疑这是因为血液循环不好造成的，那么这是不是就会影响生育力呢？

　　阴囊是男性的性生殖器官——睾丸的外衣，看起来可能皱皱巴巴的并不帅，但就像人不靠貌相一样，其实阴囊的作用很关键。因为男性的睾丸产生精子需要一个凉爽的环境，也就是说它也是"怕热喜凉"，一旦睾丸周围温度因某种原因异常升高，就可能使睾丸生精功能出现障碍或者睾丸生精上皮细胞发生退化，使精液出现异常，甚至造成男性不育。

　　因此阴囊包裹着睾丸，作用就像一个温度调节器，它具有一定的舒缩功能。当温度降低时，阴囊皮肤收缩、增厚，使睾丸靠近身体，睾丸周围环境的温度升高。当温度升高时，阴囊皮肤松弛、变薄，睾丸下垂，离开身体，加强散温功能，使睾丸周围环境温度降低，基本上保持阴囊内温度稳定在 32 ～ 33℃。

　　还有的男性觉得阴囊潮湿就一定有问题，但其实阴囊皮肤中有大量的汗腺，也可以帮助调节局部的温度。如果阴囊分泌出的汗液不能及时散发，局部温度升高，汗液分泌增加，就会感到阴囊总是湿湿的了。阴囊潮湿不一定是病态，一般生活中注意局部的清洁干燥即可，穿着宽松的内裤。

　　我们既然知道睾丸生精需要较为凉爽的温度，所以平时生活中就要避免睾丸温度过高而影响睾丸功能。如 IT 业男性需要长期久坐，但这样会影响阴囊的散热，导致阴囊温度升高，因此建议工作一两个小时以后起身活动一下，避免久坐，要注意穿着宽松的棉质内裤，保持良好的透气功能。经常开窗通风、口服维生素 E 和多食用绿色蔬菜和新鲜水果等，有助于减少辐射带来的损伤。

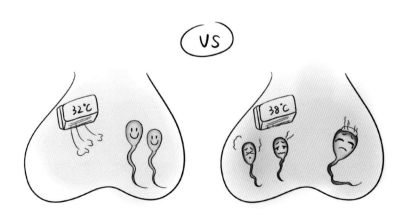

22

男人育儿的八大"善缘"

适当的体育锻炼

体育锻炼可以增强身体素质，提高免疫功能。同时，适当的体育锻炼还可改善"睾丸环境"，刺激精子更健康地生成，增强精子的质量。

维生素

维生素 C：维生素 C 能降低精子的凝集力，有利于精液液化。维生素 C 的抗氧化功能还可在一定程度上保护精子细胞 DNA。

维生素 E：维生素 E 有调节性腺和延长精子寿命的作用。

维生素 A：维生素 A 可以促进蛋白质的合成。

维生素 B_{12}：维生素 B_{12} 也对精子有帮助，研究发现长期素食的男性因缺乏维生素 B_{12}，精液中精子的浓度比其他人明显低，精液产生量也较其他人少，影响正常的性功能。

微量元素

人的睾丸、前列腺、精液本身都含有很高浓度的锌。锌长期摄入不足将会造成睾丸萎缩和少精子症。镁元素不但能增强精子活力，还有助于调节人的心脏活动、降低血压、预防心脏病、提高男士的生育能力。钙元素对精子的运动、维持透明质酸酶的活性及在受精过程中起着举足轻重的作用。硒对男性的生育能力来说是必不可少的，睾酮的生物合成需要硒，精子的形成和正常发育也需要硒。

充足睡眠

研究发现，如果男性睡眠出现问题，男性的生育能力就会急剧下降。睡眠不足，尤其是夜间睡眠过少，会使激素的分泌出现紊乱，导致精液的液化功能障碍，影响生育。与那些睡眠质量好的男性相比，每晚睡眠不足或有睡眠困扰的男性，可能会发生更多的生育问题，不仅精子数量会减少 1/4，睾丸可能也会较小。

好心情

好心情是产生优良精子的保证。反之，长期压力过大、休息不好、精神抑郁，往往会影响大脑皮质的功能，导致全身的神经、内分泌功能紊乱，最后影响了精子工厂的效益。

叶酸

研究发现，如果准爸爸叶酸水平正常，男性精子质量得到保证的同时，染色体异常精子的比例也将大幅下降。相反，如果准爸爸体内的叶酸水平过低，那么精子更容易出现非整倍体而导致不孕，或有高达 1/3 的概率导致流产，或导致新生儿患有唐氏综合征及其他罕见的染色体疾病。

氨基酸

某些男性不愿意吃肉，这常常导致氨基酸缺乏。而氨基酸这种能在肉类、水果和蔬菜中找到的物质，能够增加精液数量并防止精子凝固。富含氨基酸的食物包括红肉和牛奶。

规律性生活

适当增加性爱频率，精子会更"新鲜"。反之，如果精子长期没有排出，精子就会老化，甚至死亡。

23

怀不上孩子先查男方

　　每对夫妻都想生个健康宝宝，但随着环境污染问题日益严重以及不良生活习惯的影响，遇到生育问题的人越来越多。一般来说，育龄夫妇性生活正常，未避孕，1年未妊娠，就有必要到医院进行检查了。

　　查找不孕的原因建议先从男方开始，因为男性病因的排查相对简单，可到生殖专科或泌尿外科等相关科室做详细检查，包括有无性交困难，外生殖器有无畸形，有无前列腺病变等。同时，要重点筛查精液常规，包括精液量、精液pH、精液液化时间、精子形态、密度及存活率等。男性一旦性发育成熟，睾丸就持续不断地产生精子。睾丸每天可以产生7千万~1亿个精子，精子的发生和成熟是一个相当复杂的过程，任何疾病或其他因素干扰了男性生殖功能，均可造成男性不育。对男性不育症患者进行精液检查，是检查男性生育功能最基础的一种方法。精液检查操作简便，化验数据准确，有较高的临床参考价值，也是男性不育症首先要做的第一项常规检查。但是往往在做精液检查时易受多种因素的干扰。如果精液采集方法不当，不仅会影响检查的准确性，甚至会出现很大偏差。因此，进行精液检查的男性，要注意以下几点。

1. **禁欲 3~7 天**：除禁止夫妻房事和自慰外，还应该避免梦遗发生，这是为了保证检查时精液量充足，能客观反映精液质量。

2. **避开身体不适期**：感冒、发热或大量饮酒之后，可能会出现少精或死精的情况，也会影响检查的准确性。

3. **门诊现场采样**：一般在精液检查室或门诊卫生间用自慰方法采样，采样后立即送检，可避免精液离体时间过长或被污染。采样时要收集全部精液，特别是刚射精时的头一部分精液。精液要装入医院提供的清洁容器中。

4. **精液常规要检查多次**：一次检查并不能完全反映精液质量的实际情况。一般精液常规要连续检查 2 次以上才可以根据结果下诊断。所以，拿到报告后不要急于下结论，特别是结果不正常的，有时要连续进行 3 次检查后才能明确。

24
如何看懂精液检查报告单?

男性生育力的"金标准"是使配偶妊娠,但评价男性生育力的替代指标很多,精液常规检查就是一种很好的检查方法。精液分析检测具有简便、直观、可量化与实用等特点,常常作为男性生育力评估的替代指标。但是一份精液化验单上有很多数字、图表,非生殖医学专业人士一拿到这样的报告可能就"晕"了,觉得无从看起,再看见上面写着几个不正常就担心得不行,觉得余生无望了,那么精液化验单到底如何来看呢?哪些是精子"高富帅"的标准呢?

一看精液理化特征:正常精液是一种混合物。在射精时由睾丸和附睾的分泌液及悬浮其中的精子与前列腺、精囊腺和尿道球腺的分泌物混合而成,最终射出的混合物是一种黏稠的液体。在3~7天禁欲的前提下,正常一次射精的量有2~6毫升。就体积而言,有90%是自附属腺体(主要是前列腺和精囊腺)的分泌物,少部分来自尿道球腺和附睾。如果精液量少于 1.5 毫升或多于 8 毫升都会认为是有问题的。

男性的精液在刚刚射出体外时属于液化状态，而在很短的时间内，就会凝固成胶冻状或凝块状，经过 10~30 分钟，精液就液化成水样液体，这个过程就是精液的液化，这种现象属正常的生理现象。如精液排出体外，超过 30 分钟仍呈胶冻状，则属于病理情况，称为精液不液化。精液不液化，常常影响精子的自由运动。

二看精子浓度：精子浓度就是看精子的数量，医学上也称精子密度。世界卫生组织规定男性的精子在每毫升不低于 1500 万，如果低于 1500 万就归为少精子症，生育方面就会有很大影响。还有一种情况更为严重，就是无精子症，顾名思义就是排出的精液中没有精子，一般医学上认为，在所射出的精液中连续 3 次找不到一个精子，就可称为无精子症。

三看精子活力：顾名思义就是看精子动不动，游得快不快。正常精子是指具有前向运动能力的精子应在 32% 以上，若低于 32% 则为异常，弱精子症按病情严重程度可以分为三个等级，轻度、中度和重度。

四看正常精子形态率：精子形态分析是指通过涂片染色的研究方法，观察与分析精子形态，了解正常精子与生理及病理范围内的变异精子所占的比例，以反映男性生育能力的科学方法。精子正常形态达到 4% 以上。

畸形精子是指头、体、尾的形态变异，头部畸形有巨大头、无定形、双头等；体部畸形有体部粗大、折裂、不完整等；尾部畸形有卷尾、双尾、缺尾等。按照世界卫生组织最新的标准，通过精子形态学分析，精子正常形态率小于 4% 即为畸形精子症。

那么得了畸形精子症，就不能生孩子或者就会生畸形孩子吗？事实上并不是这样。精子在穿越女性生殖道的时候，畸形的、弱的精子大部分都被淘汰掉了，最后能和卵子会面的精子都是"冠军"精子。卵子也是一个"外貌协会"的会员，所以一般只有健康完整的"高富帅"精子才会得到她的青睐，有机会和她结合，所以畸形精子症不等于生育畸形孩子。但是畸形精子过多，会影响精子军团的战斗力，并影响男性的生育能力，是导致男性不育的原因之一。

　　那么什么样的精子算得上是"高富帅"？

　　高：活力高——活力（前向运动）的精子占到32%；

　　富：数量多——精子浓度要达到1500万/毫升；

　　帅：形态好——精子正常形态达到4%，即精子有头有尾，长得"帅"的要达到4%。

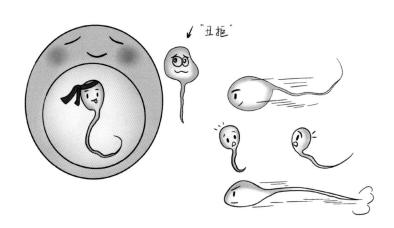

"丑拒"

25

男性避孕知多少

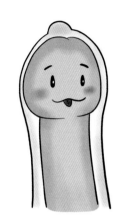

男性都有哪些避孕方式呢，各有哪些优劣特点呢？

男性避孕套

避孕套，又称安全套、保险套等，是以非药物的形式阻止受孕的简单方式，是具有避孕和预防性传播疾病（包括艾滋病、淋病等）双重功能的避孕方法。现今世界上约有5000万对夫妇在使用避孕套。作为避孕工具，男性避孕套与其他避孕方法相比具有很多优点。

首先，使用与携带方便。现在的男性避孕套每个独立包装，表面涂有润滑剂，可以长期保存。第二，没有明显不良反应。因为避孕套是一种通过物理作用避孕的方法，不需要使用药物。第三，避孕成功率高。受过专门训练的使用者避孕成功率可达98%以上。性生活过程中避孕套破裂是避孕失败的主要原因，多与人为因素有关，如性交时间过长、使用方法错误或者避孕套储存时间过长等。

体外排精

体外排精是指在性交达到高潮，即将射精的瞬间，立即中断性交，使精液排在体外。有些年轻夫妇觉得带避孕套同房影响性体验，于是采用体外排精的避孕方法，这种方法看起来简单易行，但也有很大不足。

第一，是可能避孕失败：因为即使没有射精，但有时会在射精前伴随输精管的收缩而从尿道口流出几滴精液，每滴内含有精子约 5 万个，如果流入阴道，有一滴精液就足可使卵子受精。

第二，在冲刺到最紧张的阶段，可能因男性依恋快感而抽出阴茎太晚，使一部分精液射在阴道内。

第三，可能引起一些疾病：由于体外射精需要在同房过程中始终注意这个事情，然后即时停止。但如果在达到高潮时突然中断性交，自然会对性心理产生不良影响，久而久之，容易发生性神经衰弱，有的还会影响勃起功能。

而且男性在性交过程中，因性兴奋处于高潮，射精前阴茎伴有勃起、坚硬，如此时强行中止性交，抽出阴茎，会使中枢神经和腰骶部射精中枢的功能发生障碍，时间长了，有的甚至患上功能性不射精。

第四，影响性感受：体外射精使得男性不能自然地射精，不能无拘无束地享受高潮快感。

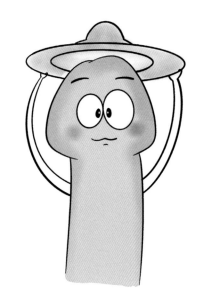

男性输精管结扎术

男性输精管结扎术是一种有创的男性避孕方法，是将男性双侧输精管结扎，使精子无法排出体外，从而达到永久避孕的目的。与所谓的"阉"是不一样的，不会切除睾丸，也不会影响性欲与勃起。这种手术为门诊手术，只须局部麻醉，简单易行、安全可靠，被世界卫生组织列入 1988 年节育技术指南，并向全世界推广。目前，全世界每年大约有 1000 万人接受此项手术。一项研究提示术后 6 个月 96.82% 的男性达到节育目的；术后 24 个月，无精子症发生率 98.22%，而不良反应发生率为 1.21%，其中痛性结节占 0.24%，附睾淤积占 0.97% 左右。

26

"包生男孩" 靠谱吗?

自从市容市貌整治加强后，街头电线杆上的"一针包好"和"重金求子"的广告都转到厕所"媒体"了。时常可以在未及时清理整治的医院厕所里看到"开诊断证明，保真"或者"挂号、住院"的非法小广告，而在生殖中心附近的厕所，里面的小广告也入乡随俗，变成"试管包成功""包男女"……

关于生男生女这件事，抛掉家里"有江山要继承"的说法，其实确实有的爸爸喜欢儿子，因为可以和他一起运动，也有的爸爸喜欢小公主，愿意宠她、爱她、打扮她，心甘情愿当女儿奴。

但是除了自然选择，目前我国不允许人为选择性别，那么除了违法的途径，是否有方法可以包生男孩或者女孩呢? 非专业网站可以查到清宫廷同房日历，据称按照日子行房，保你可以生小皇帝或者小公主，但确实没有统计学依据。

还听说非正式途径可以购买到"转胎丸"，据说即使怀孕后服用也能保证女孩变男孩。那么效果呢?

转胎丸，就是用来改变胎儿性别的药丸，即将胎儿的性别由女性变为男性。转胎丸是一种对母体和胎儿有害的药品，根本起不到真正改变胎儿性别的目的。

　　经科学实验发现，该药丸含大量的雄性激素，孕早期使用，可引起母体内分泌紊乱导致流产；而在晚期使用，即使可一定程度上改变胎儿的体表特征（生殖器官），能让胎儿生长出阴茎和阴囊，但也不会有包括睾丸在内的男性生殖器官，而且也改变不了已经确定的染色体。

　　在精子与卵子融合的瞬间，胎儿性别已经定下来了。这些药不管由什么组成，都不能够把孕妇肚子里的胎儿逆转了性别，可以说是，"金风玉露一相逢，便胜却转胎丸无数"。

　　因此所谓转胎，全部都是骗局，请大家都不要相信，不要为了一己之私而害了自己的下一代。

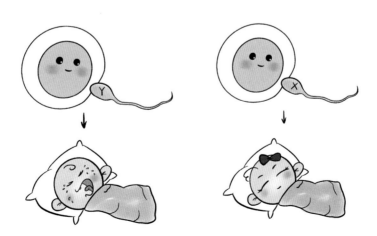

27

怎样生一个健康宝宝？

说起生育下一代，传统观念上许多人认为那都是女同胞的事情。随着医学技术的不断进步以及人们对繁衍后代的重视程度不断加深，我们发现因为男性原因导致的不育，以及不正常的妊娠也慢慢多了起来。所以优生优育不仅仅是女性的事，男性也应该在日常生活中、在为生育做准备的过程中时刻注意对生育力的保护，必要时适当地做一些相关检查。优生优育既是提高人口素质的重要手段，也是制约人口发展的重要因素，对全民族的发展有重要的作用。所以大家应该坚持做好优生优育，为子孙后代的健康创造有利条件。

在备孕阶段，对于男性来说孕前检查也是必要的。孕前检查的项目除一般的体格检查外，还应进行血、尿常规，乙肝表面抗原和一些特殊病原体的检测。有条件的地方应该进行染色体的检测，避免遗传性疾病。 若男性接触放射线、化学物质、农药或进行高温作业等，可能影响生殖细胞时，应进行精液检查；若怀疑患有性病或曾患性病者，应进行性病检测，发现异常及时治疗，使双方在最佳健康状态下计划怀孕。但是有些检查，比如说精液检查提示少弱精，如果不是特别严重也没有什么大碍，因为有些时候即便是跟正常值有点差距也不影响生育，所以不要有太大的心理压力，正常进行性生活备孕即可。可以先尝试怀孕几个月到 1 年，如果 1 年后还没有怀孕，就应该到医院生殖科去好好检查检查了。如果孕前多次检查都发现精液质量特别差，达到了严重的少弱畸形精子症的时候就应该引起足够的重视，在医生的指导下改善精液质量对成功的生育很重要，因为正常的怀孕需要精液质量达到一定水平，这样才会有足够好状态的精子游到女性的输卵管与卵子结合受孕。同时精液质量以及激素水平异常有时也会提示一些其他疾病，比如染色体的问题、内分泌的问题等，这些都会影响正常的生育。

在孕前 3 个月，夫妻双方均要注意饮食多样化，加强合理营养，可以多吃一些对调养身体有益的食物，并注意补充叶酸。掌握好同房的次数，计算好排卵期，养精蓄锐，为男女双方生成良好的精子和卵子创造有利的物质条件。对夫妻双方有传染病者，如肝炎，应进行相关专业检查，确定病情稳定，在专业医生和产科医生指导下妊娠，并在孕期进行严格观察。夫妻双方有任何染色体疾病或家族史，应当在孕前进行相关遗传学咨询。

在平时要注意对睾丸等生殖器官的保护。睾丸是一个对温度很敏感的器官，它的最佳工作温度要比人的体温低约1℃，如果温度过高，就会影响精子产生，所以任何能够使睾丸温度升高的因素都要避免，如长时间骑自行车、泡热水澡、穿紧身裤等。如果你已计划好要生孩子，就应尽量在怀孕前戒烟。戒烟需要时间和恒心，为了孩子的健康，怀孕前戒烟是势在必行的。因为吸烟与不育症有极大的关系，尤其对男性不育方面的影响更大。另外，酒精也是准备怀孕前必须禁忌的，酒精影响胎儿导致发育不健全的例子也不少。不要熬夜，多吃一些海鲜食品，虾类、贝壳儿类食物会比较有助于自身精子的成活率。要加强自我保护意识，尤其应做好职业防护。如果经常接触放射性物质、高温及毒物，一定要严格按照操作规定和防护章程作业，千万不要疏忽大意。运动，坚持运动。运动并不仅限于健身房，室外随时随地进行有氧运动更有助于你孕力的保持和提高。快走、慢跑、游泳是最佳运动，提高身体柔韧度，增强身体平衡感，且对身体内部器官有按摩的过程。坚持运动，会让你看起来更年轻有活力，更重要的是增强免疫力。

28
好精子这样"造"

男人生育靠什么？数以亿计的精子协力向前游动，过五关斩六将，最终才能与卵子激情相拥。所以，对男人来说，能拥有生命力顽强的精子实在太重要啦！但事实证明，现在越来越多的精子"质"不如前。怎么解救你的精子，快来听听专家们怎么说！

精子"游泳队"辉煌不再

在射精过程中，精子先生的运动速度可达 45 千米 / 小时，这意味着精子游到卵子小姐身边只需要 2.5 秒，称得上是名副其实的"游泳健将"。但现在这支"游泳队"的规模正大幅缩水。

关于精子减少的问题，早在 20 世纪 90 年代，丹麦的卡尔曼教授就曾发文探讨过。他通过数据分析发现，与 20 世纪 30 年代相比，90 年代的男性整体精液质量下降 49.7％。如果这个数据可信，我们不禁要问：再过 50 年男人精液还行吗？尽管不同国家情况不一，但根据我国 1981—2006 年的 25 年数据，我国男性精子水平是整体下降的。国际上，世界卫生组织每十年就会对男性精液质量检测编写一个手册。第三版手册规定的男人精液浓度正常值为每毫升不低于 2000 万精子。而到 2010 年，精液浓度正常值就下降到每毫升不低于 1500 万，可见世界范围内男性的生育能力在下降。

精子体能下降有原因

尽管现代生活让我们过得越来越便捷，但这些看似舒适的环境和我们不经意间养成的习惯正慢慢侵蚀着精子先生的体质，让他变得越来越虚弱。

现在生活节奏快，很多男性习惯性熬夜。其实，熬夜对内分泌有影响，而精子的发生与内分泌有密切联系。烟草及酒精对精子的危害更不必说。长期吸烟的男性，畸形精子数量多，同时还会降低精子存活率，产生"次品"精子。另外，研究证实，大剂量辐射可引起睾丸组织结构改变，增加精子畸形率，降低精子数量、浓度等重要指标。我们日常使用的电子设备，如手机、电脑等也会对精子质量产生一定不良影响。饮食方面，烧烤和油炸的淀粉类食物中含有致癌毒物丙烯酰胺，可导致男性少精、弱精。因此，健康饮食非常有必要。此外，高温环境、雌激素环境、紧身牛仔裤和久坐习惯都有可能让精子"体能"下降，活力不再。

想生二胎先体检精子

想生二胎也要看精子有没有达标。毕竟，活力十足的精子大多来自那些年轻的身体，比如 23 ~ 30 岁的男性。如果过了最佳生育年龄，先给精子做个"体检"还是必要的。

想生二胎，孕爸孕妈首先要做的是对生育力进行评估。男性生育力评估主要是指男性生殖健康的常规检查，包括精液常规检查，一般用来检查精子的质量、形态等。检查完之后，检查报告还要通过合格的男科医生来确认检查结果。如果还有性功能障碍的问题，最好找专科医生检查，判断是什么类型的障碍。除了生育力评估，孕爸孕妈最好再对双方的整体健康状况进行评估，包括代谢类疾病、遗传病等。因为有些代谢性疾病也跟生育相关。检查可以将一些危险因素、疾病因素筛选出来，这样你才能去治疗它或者避免它，从而更好地帮助双方维持更好的状态去孕育下一个生命。

好精子是养出来的

强劲的男人是生育的基础和保障。不仅要保护男人的精子，还包括他的功能，因为男性不育经常会与勃起功能障碍（ED）共存（共病）。所以应从病因入手，尽量做到个体化的综合治疗。让患者明确药物治疗意图及目标，药物选择以安全为第一，不影响生育等。治疗 ED 效果显著的磷酸二酯酶 V 型（PDE5）抑制剂，实际上对于提高男性精子质量也有积极作用。预防不育症的发生是全方位的。首先要管好自己的嘴，其次要加强体育锻炼。心态上放轻松，也不要因为工作原因过分延迟生育，抓革命不影响促生产，要把工作生活协调起来。

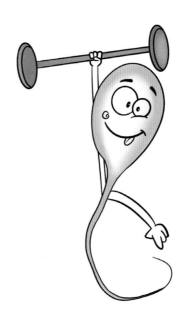

　　研究显示，西地那非等 PDE5 抑制剂不但能改善男性生殖器的血管扩张状况，还可以增加睾丸的血供和血运，并通过打通精子形成的信号通路，帮助精子生成并加速其游动。北医三院生殖中心曾对 293 位多次进行胚胎移植失败的女性使用西地那非后，发现超过六成的患者子宫动脉血流都得到明显改善，有 45% 的患者更是成功妊娠，且新生儿无畸形发生。这意味着，西地那非会帮助增加子宫内膜的厚度和血运，胚胎着床率也因此得以提升。由此看来，治疗 ED 的西地那非等 PDE5 抑制剂，对于提升孕育质量、治疗不孕不育同样有着重要意义。

29
酣畅性爱——受孕概率高

英国有报道将性爱质量和生育能力挂上了钩，即夫妻双方感情越好，性爱感受越强，怀孕概率越大，生育的子女质量越高。

我国古代也有类似的说法，隋代医学家巢元方在论述优生时提出了"情深婴美"之理论，认为夫妻间性生活和谐，并能在环境静谧舒适，双方心情舒畅，情感深厚并同时达到高潮，就能在气机流畅、精血旺盛时交媾而孕，所以一定能孕育出一个智慧过人、健康长寿的个体。

这些说法和研究确实有一定的科学依据。从男性的角度来说，在性生活中，男性通常产生 2.5 亿个精子。但在比较完美的性爱中，完全兴奋起来的男性射出的精液中精子数会比平常多 50％，而且精子的活力和质量也更好，这就意味着精子有更多的机会和卵子相遇，创造出新生命的概率也增大。从女方的角度来说，完美的性爱可以使女性达到高潮的机会更多，而女性在高潮的时候，其体内压力发生巨大变化，肌肉剧烈收缩，有助于把精子吸入子宫颈，进而使精子进入子宫，从而增加怀孕的概率。女性高潮期间释放的催产素，还能帮助精子更顺利地与卵子结合。

所以，美满的性爱是生出健康宝宝的基础，这包括掌握性爱时间、必要的技巧和保证性爱的质量。从女性月经结束后的第一天开始计算，最容易受孕的生育期是第 10~16 天。由于精子能够在女性生殖道内生存长达 3 天，所以在受孕期内，隔一天进行一次性生活可以提高受孕概率。

最后，研究发现多用男上位有利于优生。在性爱时，女性的臀部可稍垫高，两腿屈起，男方射精后继续仰卧 20 分钟左右，以增加受孕机会。

30

性爱姿势与备孕

一成不变的性爱姿势会让性生活变得枯燥乏味，尤其对于想怀孕的夫妻来说，适当变换体位，给性生活带来情趣的同时，还可增加夫妻感情和性爱频率，进而增加怀孕概率。

在各种性爱体位中，哪种最易受孕呢？世界上多个国家的医学专家曾做过研究，一般比较公认的是3种体位：男上女下、侧卧位和后入位。能帮助受孕的体位，其根本是要保证精子射出时，尽可能地靠近女性子宫颈，让精子更快更多地进入女性体内。美国一项针对180对夫妻的研究发现，采用男上女下，同时用枕头垫高臀部，在性爱后不要马上起身站立，有助于更好更快地受孕。

事实上，无论哪种体位，双方感到舒适、愉快最为重要，因为高潮有助于怀孕。高潮时，女性盆底肌肉会强力推挤，帮助精子突破重重阻力，抵达子宫颈。同时，高潮还助于优生优育，因为男性在性和谐中射精，精子活力旺盛，能最大限度地减少游动过程中受到的外界损害，保证精子质量。

受孕有困难的夫妻应尽量避免站立式和坐位性爱。采用这两种姿势时，女性生殖器官下垂，阴道口开放，大部分精液可能会随着阴茎的抽出而流出体外，受孕概率降低。此外，每次性爱时体位变换也不宜过多，一般 2 ～ 3 种为宜。

31

备孕男人的运动处方

谈到备孕，传统观念一般认为这全部是女人的事，只要女性保持合理运动和膳食，就能生出一个健康的宝宝。其实这是一个很大的误区，通过现代医学我们知道胎儿是由精子和卵子结合发育产生的，父亲和母亲对胎儿的影响同等重要，备孕绝对不仅仅是女性的事。众所周知，良好的生活方式与男性生育力有着密切关系，今天我们就来说说这个过程中男性的备孕运动处方。

研究表明，肥胖、高血脂、高血糖和不良情绪等对精子数量、活力均有不良影响，适度的运动可以改善身体各方面的机能，使心情愉悦，对精液质量的改善也有一定的作用。不良的生活习惯，如久坐不动、缺乏运动，可以导致肥胖、高血脂等症状。另外，久坐不动时男性会阴部的血液循环会发生障碍，造成局部环境温度升高，而睾丸处于腹腔外部就是为了保持一个较低的温度以有利于精子的生成，局部高温对精子的形成会造成损伤作用。良好的运动习惯不仅可以提高精子质量，对男性性功能也有明显的改善作用。备孕时由于紧张或者急于要孩子压力过于沉重，会造成勃起功能障碍和早泄等症状，应当多做有氧运动锻炼，注意劳逸结合。运动锻炼除了可增强体质外，还可以缓解身心压力，释放紧张情绪，性功能的问题可能随之得到缓解。性功能障碍与慢性前列腺炎等疾病有着密切关系，而这些疾病可能由现代社会人们久坐不动的习惯造成的，经常锻炼可以缓解前列腺炎等疾病的症状，从而有利于预防性功能障碍的发生。保持良好的性功能也有利于增进夫妻双方感情，增加怀孕概率。

既然运动能给男性的备孕过程带来诸多益处，那么应该怎么合理运动呢？一般可考虑每天运动半个小时至一个小时，以不引起疲劳为准，运动类型以有氧运动为主，如慢跑、跳绳、爬楼梯等，锻炼时应注意穿着宽松的衣服和舒适的鞋子，有利于散热。选择在天气好的周末陪妻子去户外郊游或登山是不错的选择，感受阳光、呼吸新鲜空气是最环保又舒畅心情的休闲锻炼方式，也有利于夫妻关系。剧烈运动如长跑和踢足球等不适合备孕的男性，它会使睾丸的温度升高，破坏精子成长所需的凉爽环境，降低精子活力。爱骑自行车的男性要调整好车座的高度，并用坐垫降低车座的硬度，以避免前列腺受压，也要注意锻炼时间，一般以一个小时为宜，否则也容易造成阴囊局部温度升高。运动要合理适量，不要过于激烈，才能有助于备孕。

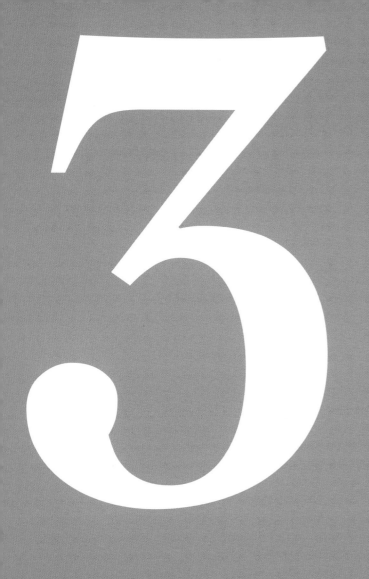

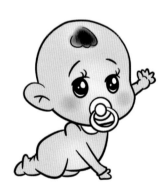

第三篇

如何实现你的「爸」业

32

怎样才算少精子？

有这样一个就诊案例：一名 29 岁的青年男性因为精液化验显示精子数量少，就认为自己得了少精子症，担心自己不能生育。经过询问，发现他只查过一次精液，而且在同房后的第二天就去检查了。医师建议他禁欲 3~7 天的时候再次复查，精子数量就正常了，也不是什么少精子症了。那么，精液检查的正确方式是什么呢？

检查精液首先需要注意禁欲时间。为了减少外界温度和样本收集到检测期间过长对精液检测结果的影响，样本采集应在靠近实验室且比较私密的房间里进行。缩短样本从采集到检测的间隔时间，标本采集时间应为禁欲至少 2 天，最长

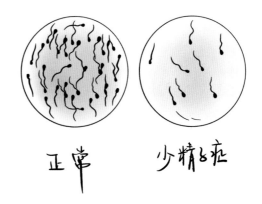

正常　　　少精&症

不超过 7 天。如需复查每次禁欲的天数应尽可能一致。

样本收集要完整。射精时前面富含精子部分的精液避免丢失，后面部分精液主要是由精囊腺的分泌物构成，所以前面部分精液的丢失比后半部分丢失对精液分析结果影响更大。

采集的精液应及时送检，不能超过 1 小时，否则会影响精子的活动力与活动率。

什么样的情况才算是少精子症呢？少精子症，是指精液中的精子数目低于正常具有生育能力男性的一种病症。世界卫生组织最新的规定，男性的精子在每毫升精液中不低于 1500 万。如果低于 1500 万就归为少精子症，对生育就会有很大影响。

当然，仅凭一次精液检查不能确定精子质量。检查两三次有助于获得可靠的基本数据。另外，研究发现，患者的状态（如是否疲惫、兴奋度等）也会影响精液检查结果。因此，应在身体状态较好、禁欲时间合适的时候，用手淫的方法取精液，并射入干净的、广口的玻璃或塑料容器中，送交化验室检查。

　　导致少精子症的原因较多，先天和后天的因素都有。先天的如染色体异常，导致男性发育异常，或者患有隐睾等病史，这些都会影响睾丸生精功能。后天常见的如精索静脉曲张和炎症等。精索静脉曲张时，使睾丸的局部温度升高，血管活性物质增加，从而影响睾丸生精功能。睾丸炎、附睾炎等生殖系统的炎症也会损伤睾丸里面的生精细胞，从而影响生育能力。除此之外，恶劣的生活和工作环境，或者不良的生活习惯，如长期处于高温环境、接触放射或化学毒物、长期吸烟酗酒等，均可以损伤睾丸功能导致少精子症。

　　因此少精子症的治疗首先是针对发病原因进行治疗，注意脱离不利环境，戒除不良习惯，对于那些病因不明或者治疗效果不理想的患者，必要时可以选择辅助生育。

33

畸形精子——精子中的"歪瓜劣枣"

国家放开二孩政策后，生殖门诊迎来了许多夫妻前来做育前检查，有 80 后、70 后，其中也不乏也有 60 后的恩爱夫妻。现在医疗条件改善，大家都希望生育一个健康聪明的宝宝。于是经常有男性患者拿着精液化验单来到门诊，"大夫，请您帮我看看，畸形率 99%，这么高，是不是我就不能要孩子啊？""是不是生孩子会畸形啊？""大夫，我都吃了好多药，畸形率也治不好，该怎么办啊？"

畸形精子是指头、体、尾的形态变异，头部畸形有巨大头、无定形、双头等；体部畸形有体部粗大、折裂、不完整等；尾部畸形有卷尾、双尾、缺尾等。按照世界卫生组织最新的标准，通过精子形态学染色（巴氏染色）分析，精子正常形态率小于 4% 即为畸形精子症。

常见的引起畸形精子症的原因有哪些？

1. 泌尿生殖道感染、腮腺炎并发的睾丸炎、附睾结核、精索静脉曲张等。

2. 使用激素或某些化学药物，如抗癌药、利血平、白消安、呋喃类等，可使精子发育不成熟。

3. 生殖腺受到放射线照射，可引起精子细胞基因突变。

4. 不良生活习惯，如阴囊局部长期高热、长期酗酒（特别是高浓度的烈性酒），可使精子发生畸变。

得了畸形精子症，就不能生孩子或者就会生畸形孩子吗？

事实上并不是这样。精子在穿越女性生殖道的时候，畸形的、弱的精子大部分都被淘汰掉了，最后能和卵子会面的精子都是"冠军"精子。卵子也是一个"外貌协会"的会员，所以一般只有健康完整的"高富帅"精子才会得到她的青睐，才有机会和她结合，所以畸形精子症不等于生育畸形孩子。但是畸形精子过多，会影响精子军团的战斗力，会影响男性的生育能力，是导致男性不育的原因之一。

得了畸形精子症怎么办？

一方面针对可能造成畸形精子症的原因加以注意预防，调整生活习惯，如戒烟酒、避免熬夜，避免高温环境；如果使用影响精子质量药物的，停止服用该类药物或调整为其他药物；环境或生活中存在辐射等因素时，脱离危险环境。另一方面针对性治疗，如泌尿系炎症引起的，对症治疗生殖道炎症；严重的精索静脉曲张，行手术治疗；另外药物上可采取抗氧化治疗等。

如果畸形精子症经过对症治疗或者服药后仍不能改善，对于顽固性或者严重的畸形精子症，可采取辅助生育，如优化精液后人工授精。更为严重的畸形精子症，如果精子内部质量是好的，可以通过"试管"方式生育。

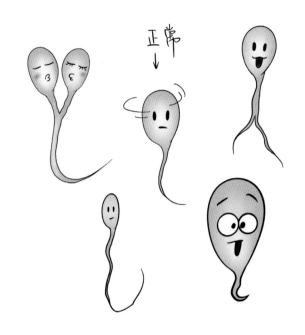

34

弱精子症怎么办？

以前许多人认为生孩子是女性的事，男性只要有精子就行了，因此把不能生育的原因归罪到女性头上。研究发现，育龄夫妻中 10%~15% 出现生育困难问题，这其中男女因素约各占一半，而男性的问题主要出在精子质量上，如少精子症、弱精子症或者无精子症等，这其中弱精子症最常见。

弱精子症，即精子运动能力低，游动能力差。精液分析经连续 3 次以上，提示精子向前运动（A+B 级）<50% 或 A 级运动的精子 <25%，而精子密度及其他参数指标正常或基本正常者称为弱精子症。试想一下，精子不能游动或者能游动的少，不能和卵子见面，受孕机会肯定打折扣。

弱精子症不是一个独立的疾病，而是由很多原因造成的症候群，表现为精子活力低下。这其中的原因比较多，一部分是先天因素，如染色体异常、隐睾、低促性腺激素性性腺功能减退等，但很大一部分是后天因素造成的，如疾病、环境因素、生活节奏紧张、作息不规律、经常食用食品添加剂过多的食物、经常穿着紧身裤、吸烟喝酒、经常熬夜、很少运动等都可以导致弱精子症。

弱精子症是否造成不育，还要看弱精子症的程度，如果是严重的弱精子症就需要进一步治疗，但如果是轻度的弱精子症一般对生育没有大的影响，很多时候可以通过生活方式调整来改善。

1. **戒除不良嗜好：**如戒除烟酒，因为尼古丁和酒精都可通过毒害睾丸等生殖器官，导致精子异常。同时，由于精子的生成和发育需要在适宜的温度内，而频繁的热水浴，会使阴囊温度上升，影响精子生成，因此应当减少或者避免热浴、不穿紧身内裤，避免阴囊温度过高。

2. **控制体重和适当的体育锻炼：**肥胖男性与腰围正常的男性相比，精子质量也更差，这意味着男人腰围越大，生殖能力越差，因此建议男士减肥。同时避免久坐，适当进行锻炼可以改善"睾丸环境"，刺激精子更健康地生成，增强精子的质量。

3. **补充维生素和微量元素：**许多维生素与精子质量相关，比如维生素 C 能降低精子的凝集力，有利于精液液化。维生素 E 有调节性腺和延长精子寿命的作用。人的睾丸、前列腺、精液本身都含有很高浓度的锌。锌长期摄入不足，将会造成睾丸萎缩和少精子症。镁元素不但能增强精子活力，还有助于调节人的心脏活动、降低血压、预防心脏病、提高男性的生育能力。钙元素对精子的运动、维持透明质酸酶的活性及在受精过程中起着举足轻重的作用。硒对男性的生育能力来说是必不可少的，睾酮的生物合成需要硒，精子的形成和正常发育需要硒。

4. 调整生活节奏，保持好心情：好心情是产生优良精子和卵子的保证，反之，长期压力过大、休息不好、精神抑郁，往往会影响大脑皮质的功能，导致全身的神经、内分泌功能紊乱，最后影响了精子工厂的效益。

5. 规律性生活：适当增加性爱频率，精子会更"新鲜"。反之，如果精子长期没有排出，精子就会老化，甚至死亡。

6. 保证睡眠：现代人的睡眠时间大多被智能手机挤占了，但研究发现，适宜的睡眠时间和受孕也积极相关，最适宜的睡眠时长为 7 ~ 8 小时。反之，睡眠时间过短或者过长（即少于 6 小时或者大于 9 小时），都有可能降低怀孕概率。

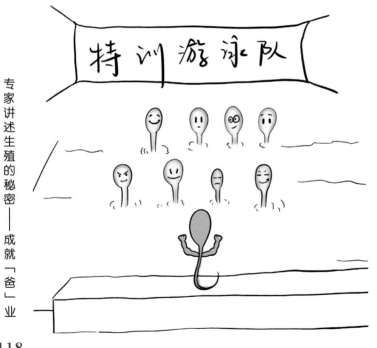

35

维生素 E —— 好精子的必备品

现代生活环境充斥着越来越多的氧自由基和不良辐射，而活性氧过高和辐射的增强是导致精子结构与功能异常的重要因素，因此抗氧化药物的应用在男性不育治疗中日益受到重视。

维生素 E 是一种脂溶性维生素，其水解产物为生育酚，是重要的抗氧化剂之一，具有捕捉自由基的作用，是哺乳动物细胞膜上清除自由基的重要因子。对于精子而言，维生素 E 能通过抑制自由基的形成，阻止诱发的脂质膜发生过氧化，从而维持精子顶体膜完整，提高精子顶体膜完整率和降低精子畸形率。

维生素 E 能促进生殖。它能促进性激素分泌，使男性精子活力和数量增加。维生素 E 缺乏时会出现睾丸萎缩和上皮细胞变性，孕育异常。

当男性缺乏维生素 E 时，会导致男性性功能减退与紊乱，容易出现精子运动异常或出现精子缺乏。对精子形成障碍患者，补充维生素 E 后，精液中的精子数量、运动性均有所改善。

许多老百姓虽然也意识到需要日常服用维生素 E，但具体又不知道从何下手。

其实在生活中，大多数绿叶蔬菜、许多新鲜水果中都含有维生素 E，如菠菜、卷心菜、菜花、羽衣甘蓝、莴苣、甘薯、山药、猕猴桃、苹果、香蕉等食物中维生素 E 含量很丰富。此外，维生素 E 还存在于坚果、瘦肉、乳制品、蛋类、压榨植物油等食物中。

需要注意的是，维生素 E 的吸收依赖于人体中的胆汁参与的脂肪吸收，膳食中的脂肪成分和含量影响其吸收，在日常烹调过程中，要注意温度不宜过高，时间不宜过久，以免大部分维生素 E 流失。

维生素 E 补充剂包括天然维生素 E 和合成维生素 E 两种。天然维生素 E 从天然植物中提取，而合成维生素 E 是以三甲基氢醌等化学原料制成。天然维生素 E 的生物活性是合成维生素 E 的 3 ～ 8 倍，其抗氧化性能数十倍于合成维生素 E。正常的维生素 E 的日摄入量为 100 毫克。与其他脂溶性维生素比较，口服维生素 E 是相对无毒的，可连续使用 3 ～ 6 个月左右。具体请遵医嘱，根据患者的症状和精液质量调整剂量和疗程。

36

逆行射精 —— 不完美的性爱

什么是逆行射精？

我们都知道，男性在正常射精时，精液会经过尿道射出体外。而逆行射精是指男性在性生活或者手淫时，虽然能达到性高潮且有射精感，但精液不是像正常的向前经尿道射出，而是将精液射入膀胱内。其诊断方法是：男性在性欲高潮后自我感觉射精了，留取这时的尿标本，将标本离心沉淀后，置显微镜下观察，如果发现大量精子，即可明确诊断。

什么原因会导致逆行射精？

逆行射精的发病原因可以分为先天性和后天性的。

先天因素主要是一些先天性疾病，如先天性宽膀胱颈、先天性尿道瓣膜或尿道憩室、先天性脊柱裂等，使得膀胱颈半闭不全及尿道膜部阻力增加，造成逆向射精。

后天因素较多，分为医源性的、后天疾病和一些药物等。

医源性因素是指因医疗行为造成的逆行射精。有的男性由于疾病，进行了一些手术，如膀胱颈部和前列腺手术，胸腰部交感神经切除术，腹膜后广泛淋巴结清除术及其他盆腔手术等，导致了神经根切除或损伤，使膀胱颈部关闭不全，发生逆向射精。

还有一部分患者，由于外伤或者炎症性尿道狭窄，导致尿道阻力增加，导致射精时精液受阻。如外伤性骨盆骨折常可引起后尿道损伤导致狭窄、膀胱颈部损伤致膀胱颈关闭功能不良造成逆向射精。

此外，糖尿病也是造成逆行射精的常见原因。当男性患有糖尿病时，高血糖会导致血管和神经等病变，进而损伤了支配膀胱内括约肌的神经后，内括约肌关闭不全，当精液再次经过膀胱颈时，就进到了膀胱里，尿道口就很少或者没有精液射出。

药物性因素是指一些药物造成了膀胱颈动力不足。如果服用 α 受体阻断药等。一些前列腺增生患者药物治疗目标是缓解患者的下尿路症状，长期目标是延缓疾病的临床进展，预防并发症的发生，这时会使用 α 受体阻断药，由于 α 受体是分布在前列腺和膀胱颈部平滑肌表面的肾上腺素能受体，阻滞了这些受体可松弛平滑肌，达到缓解膀胱出口动力性梗阻的作用。但同时也由于这个机制，可能出现逆行射精的副作用。

逆行射精有哪些危害?

我们知道,夫妻怀孕需要男性在性生活过程中把精液射入女性体内,但由于存在逆行射精,精液无法正常射出,后果就是会造成男性不育。

由于膀胱颈功能不全,精液也有可能被迫进入前列腺,如果精液被迫进入前列腺,前列腺组织就可能发炎、容易感染。

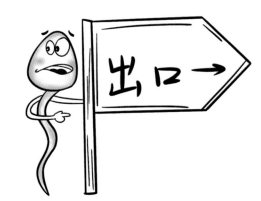

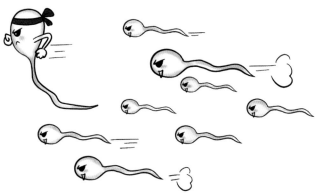

患有逆行射精怎么办?

目前尚无特效药物,主要是对症治疗。如果因膀胱颈部张力偏低,可采取 α 受体激动药,刺激 $α_1$ 受体,增加膀胱张力,使部分或全部特发性逆行性射精转变为顺行性射精,防止精液逆流进膀胱。

对先天性疾患,可以通过手术矫正给予治疗。比如定期尿道扩张术对尿道狭窄者有效,膀胱尿道镜检查也可起到这种尿道扩张作用。

药物因素所导致的逆行射精,可尝试更换副作用小的药物治疗原发疾病。

逆行射精患者的生育问题

逆行射精并不影响性快感,但由于精子不能顺利经由尿道射入女性阴道,造成精子不能与卵子结合形成受精卵而无法使女性受孕,造成男性不育。

射精后精液没有从尿道口向前射出,而逆向流入膀胱,然后经过小便排泄出体外,所以在尿液样本中能够找到精子,利用这些精子,我们可以通过辅助生育技术帮助这些男性生育自己的宝宝。

37

早泄与男性不育有关系吗？

　　不育是各大医院男科门诊最常见的疾病，同时，男性疾病中中早泄的患病率也很高，75% 的男性一生中会经历早泄。因此，门诊中经常有伴有早泄的男性不育患者，他们非常关心早泄是否影响生育。

　　一般情况下，早泄不会影响生育。伴有早泄的男性不育患者只要能在阴道内射精，而且性生活频率正常，那么这种情况只是影响性生活质量，不会影响生育。这是因为此种情况不会干扰精子与卵细胞在女性输卵管相遇、精卵结合形成受精卵进而形成胚胎、着床的整个生理过程。此类患者可以在治疗不育的同时，采用行为疗法、药物等针对早泄的措施达到既能帮助患者解决生育问题，又能提高性生活质量的目的。

在某些特殊情况下，如因为早泄引起患者性生活频率较低或者不能在阴道内射精，则可能会影响生育。虽然一般早泄本身只影响性生活质量，不影响生育，但如果因为患者担心早泄而不进行性生活，或者勉强进行性生活但频率很低，或者避开女性排卵期，就可能影响生育。如果患者在阴道外即射精，也可能影响生育。此类患者，如果采取上述措施同时解决生育和早泄问题，那是最好的。如果暂时不能解决早泄问题，而又必须尽快解决生育问题，则可体外射精于干净容器内，然后用注射器注射入女方阴道内，相当于自己在家里进行人工授精，如果还不成功，就要到医院采取进一步治疗。

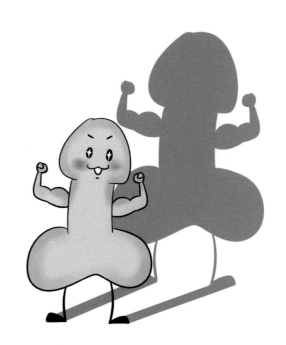

38

"伟哥"使用小常识

良好的性生活是孕育健康宝宝的基础。一些男性为了达到更好的勃起状态，会考虑服用"伟哥"。不过，常有人担心伟哥会影响精子或者身体健康，对怀孕造成影响，我们就来科学解答下这个问题。

首先需要明白，"伟哥"不是"春药"，这类药物的原理是磷酸二酯酶Ⅴ型（PDE5）抑制剂，它并不能引起或者提高性欲，其作用只是在出现性欲冲动时，帮助勃起功能障碍患者恢复正常的勃起功能。勃起功能不好的人，可以尝试用"伟哥"来改善勃起，但勃起功能良好的人千万不要滥用。

目前没有证据表明"伟哥"会降低精液质量或者会对未出生的孩子造成畸形等不利影响。有部分研究结果表明，"伟哥"能够通过提高每次射精精液的体积和活力来提高精液的质量，并改善生育能力，提高受孕的概率。

不过，患者使用"伟哥"类药物前需要注意，如果患有心脏疾病、中风、色素性视网膜炎、肾病、肝病、血液病、阴茎畸形等，服用前一定要先咨询专家。正在服用硝酸甘油、硝酸异山梨酯（消心痛）等硝酸酯类药的人不能随意使用"伟哥"。

39

睾丸小是啥毛病？

谈到小睾丸的问题，首先要和各位朋友说的是什么是小睾丸。从医学上来讲，亚洲人睾丸大于 12 毫升算正常，自己检查时会感觉睾丸像鹌鹑蛋一样大小。本文所说的小睾丸不是指所有比正常值小的睾丸，而是那些自己摸起来感觉像绿豆一样大小的睾丸（实际小于 6 毫升）。

小睾丸的患者有很多种不同的情况，目前大部分是能够找到原因的。首先根据朋友们自己能够判断的条件来将小睾丸分成两类，一类患者是睾丸小，但是能看到阴毛、阴茎也已经发育；另外一类患者是睾丸小，同时阴茎也是幼儿型的，完全没有阴毛。

我们首先来说第一类情况，也就是睾丸小，但是能看到阴

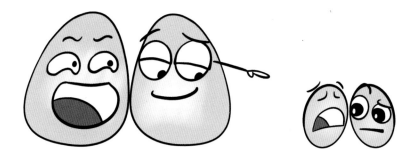

毛，阴茎也已经发育。这类情况大部分人能够正常完成性生活。如果到医院检查精液，常见的情况是没有精子。因为睾丸小造成睾丸没有相应的生精能力，通过检查激素水平会发现大部分人的卵泡刺激素（FSH）、黄体生成素（LH）会明显升高，而睾酮（T）会降低或者正常。过去的观点认为睾丸越小，FSH值越高睾丸内越没有精子，对于睾丸小于6毫升或者FSH值升高两倍的患者，很多大夫至今仍然认为没有做睾丸活检和治疗的价值。但实际上随着显微取精技术的出现，现在很多认识和过去有了翻天覆地的变化。对于这类患者有条件的建议检查染色体，很多患者的染色体是47,XXY（正常人的染色体是46,XY），这类患者我们称为"克氏征"，对于克氏征患者来说，北医三院男科中心目前超过50％的患者通过显微取精取到了精子，并且有一半的患者已经生育。那么染色体检查是46,XY（正常）的患者，大多数病因是腮腺炎诱发睾丸炎，导致睾丸没有发育，这类患者也有显微取精成功的可能，只是概率要低于克氏征患者。无论如何，目前我们多了显微取精手术这个新的方法，也提高了我们治疗患者的能力。

对于第二类情况，也就是睾丸小，阴茎也没有发育，是幼儿型的，完全没有阴毛。这类患者由于阴茎尚未发育，治疗前很难完成性生活。这类患者可能从来没有射过精，部分能射精的患者精液量也少，没有精子。这时激素检查通常的结果是FSH、LH、T三项均非常低，接近没有，而这些激素都是促进睾丸的发育生长以及生精的。这种情况医学上统称IHH（特发性低促性腺激素性性腺功能减退症），若伴有嗅觉异常的患者又称其为卡尔曼综合征。对于这类患者建议进行2年左右的药物治疗。即使是30多岁的患者依然能够长出阴毛，阴茎增大到成人型。超过70％的患者能够在治疗中产生精子，并且拥有自己的孩子。

从上面的描述不难看到，对于过去完全没有办法治疗的小睾丸患者，现在也有了良好的治疗手段。当然，还是有些患者治疗后仍然没有精子，那时就需要使用精子库的精子来辅助了。

40

有一种取精叫"睾丸扎针"

大家常开玩笑说闲得"蛋疼"，但具体什么是蛋疼，很多人可能都没有概念。在医学临床上，确实有一种手术会让我们想起来有点"蛋疼"——睾丸穿刺术。如男性多次精液检查（一般为3次）未见精子，为了明确睾丸内生精状况，帮助查找原因，这时候就需要行睾丸穿刺术了。

睾丸穿刺术是睾丸活检术的一种，主要针对无精子症的患者，既是一种诊断技术，又是一种治疗技术，主要是通过手术方法取出一小块睾丸活组织，依照睾丸组织结构及生殖细胞来了解睾丸生精情况。

哪些人需要进行睾丸穿刺术？

目前了解睾丸生精功能的检查方法包括精液检查、激素检查、精浆生化检查和B超检查等，但如果精液检查未见精子，这些检查方法与睾丸活检相比，并不能直接反映睾丸生精功能。因为睾丸活检是直接检查睾丸的曲细精管，而内分泌和生化检查是间接了解生精功能。

目前睾丸活检检查是诊断睾丸生精功能的金标准，所以对于无精子症患者，如果病因不明，睾丸体积尚可（一般至少大于 6 毫升）都可行睾丸穿刺术。若穿刺有精子，就可以通过辅助生殖技术获得自己的孩子。

有的患者即使高度怀疑梗阻性无精子症，如既往有生育史，后来因为附睾炎或输精管结扎等病史导致无精子症，有的在输精管 – 输精管或者输精管 – 附睾显微吻合术前也会提前穿刺了解睾丸生精情况。毕竟好汉不提当年勇，如果后来因睾丸受到损伤等出现了睾丸内生精障碍，导致睾丸不产生精子了，那么显微吻合术就没有意义了。

睾丸穿刺会损害睾丸吗？

睾丸穿刺就是在局部麻醉后，用医学上穿刺用的针管和针头，在无菌环境下对睾丸进行穿刺，并抽取少量睾丸组织，然后在镜下观察这些睾丸组织，看有无精子，若无精子，一般还会送病例化验，进一步了解睾丸内组织情况。

在正常情况下，睾丸中的曲细精管有 300~1000 条，而这些曲细精管主要是靠几十条小管道和睾丸输出小管相连的。如果睾丸组织只进行微量抽取的话，对睾丸曲细精管的结构和输出管道并不会造成什么影响。

但要记住，"蛋蛋"毕竟是个脆弱贵族，无肌肉无骨骼，在穿刺过程中由于是盲穿，极少部分人可能因为碰到睾丸内的血管，出现血肿，所以术后需要按压穿刺侧的睾丸至少 40 分钟以上，术后注意伤口干燥，口服抗生素治疗。若出现轻度血肿，减少活动，静卧休息，一般半个月时间，血肿会逐渐吸收，疼痛逐渐缓解；但若血肿逐渐增大，建议到急诊就诊，必要时需要切开睾丸止血。一般只要术后注意按压休息，遵医嘱执行，一般发生这种情况的概率较小。

穿刺前都需要做哪些准备？

睾丸穿刺虽然手术不大，但毕竟属于有创操作，而且对于广大男性来说，位置又那么关键，所以术前还是要做一些相关准备，以降低"蛋蛋"受损伤的危险。首先需要完善一些血生化的检查，了解患者有无炎症、凝血异常或传染病等情况，以免出现"蛋蛋"流血不止。同时术前一般需要"备皮"，即将会阴部的阴毛刮干净，这样一方面方便医生手术操作，一方面降低伤口感染的风险。

41

无精子症的前世今生

宝宝的诞生是男性精子和女性卵子的美好相遇与结合，但是如果男性没有了精子，卵子等不到她的罗密欧，就只能孤独终老，自然也就无法孕育出可爱的宝宝了。在生殖中心的门诊，经常碰到男士因为精子问题影响生育的，如弱精子症、少精子症等，但其中最为棘手的就是无精子症。

一名患者结婚 5 年，一直想要宝宝，但爱人一直没有怀孕，精液检查发现没有精子，但他说自己和爱人曾经怀过一次，只是当时觉得条件不允许，没有生育宝宝，没想到现在却没有精子了。询问病史，该患者回忆几年前曾经有附睾发炎的病史。

什么是无精子症?

无精子症,顾名思义就是排出的精液中没有精子。一般医学上认为,在排出的精液中连续 3 次找不到一个精子,就可诊断无精子症。无精子症约占男性不育症患者的 15% ~ 20%。

无精子症可以分为梗阻性无精子症和非梗阻性无精子症。梗阻性无精子症,是指由于各种泌尿系感染、输精管结扎手术、先天性的输精管发育不良或外生殖器损伤等原因,造成精子输出管道阻塞,精子无法排出体外,从而导致精液中无法检测出精子。这类无精子症患者,由于睾丸本身具有正常的造精子能力,男科医生可以通过精道重建(输精管输精管吻合、输精管附睾吻合等)、睾丸附睾穿刺等方法帮助患者生育。

非梗阻性无精子症就非常麻烦。这类无精子症患者,主要是由于睾丸本身发育不良,造成睾丸自身造精功能出现异常,无法产生精子。比如患有隐睾、先天性染色体异常(47,XXY,克氏征)、无精子症因子(AZF)基因 Y 染色体 C 区缺失患者、下丘脑垂体病等疾病。这类患者有的通过睾丸穿刺或者显微取精术,也有可能找到精子试管生育。

为了明确患者是否属于无精子症患者，以及是梗阻性还是非梗阻性的，就需要仔细询问病史、查体（第二性征的发育，如睾丸大小等）和检查（精液常规、精浆生化、性激素、B超等）。最后经过检查和分析，我们发现前面说到的这名患者就属于梗阻性无精子症。因为他既往和爱人有过怀孕史，说明他既往有精子。然后他几年前得过附睾炎，这个病很容易造成输精管道的梗阻。再配合查体和相关检查，发现他的睾丸功能还正常，但是附睾有疙瘩，可以诊断为梗阻性无精子症。最后这位患者通过显微输精管附睾吻合手术，复通了输精管道，术后又有精子了。

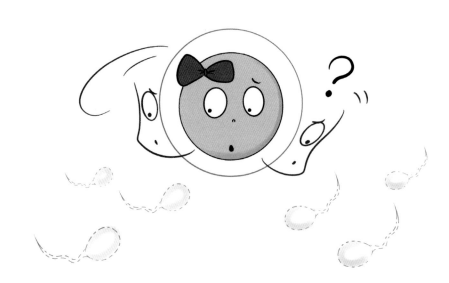

42

显微镜下睾丸切开取精术
—— "无中生有"

无精子症指的是经过多次精液分析，精液中没有发现精子，发生比例大约占整个男性不育人群的 10%~15%，是导致男性绝对不育的严重疾病。

无精子症主要有两种类型，一是梗阻性无精子症，二是非梗阻性无精子症。

所谓梗阻性无精子症，指的是患者睾丸生精功能是正常的，没有精子的原因是由于输精管道（如附睾、输精管或者射精管等部位）出现堵塞，致使睾丸产生的精子无法顺利排出，所以精液里没有精子。对于这种类型的患者，可以考虑外科手术治疗，发现梗阻部位并解除梗阻，使得精子能够通过输精管道重新顺利排出，将"无精"变成"有精"，从根本上解决问题，让患者获得自然生育的机会；而对于部分无法通过手术解除梗阻的患者（如双侧输精管缺如）或者不愿意接受手术治疗的患者，也可以通过睾丸或者附睾获取精子，进行体外授精，也就是通过试管婴儿的方式，获得自己的孩子。总之一句话，这部分患者睾丸生精功能是正常的，只要有精子，就有办法让患者成为一名真正的父亲。

对于另一种类型的无精子症，即非梗阻性无精子症，也叫做睾丸源性无精子症。顾名思义，没有精子的原因主要源自于睾丸，是由于睾丸本身先天或者后天的病变导致睾丸生精功能出现障碍，睾丸不能正常产生精子。对于这部分患者，治疗会困难许多，对广大的专业男科医师也是巨大的挑战。

非梗阻性无精子症的原因是由于睾丸生精功能障碍，绝大部分睾丸内的生精小管不能产生精子，但不排除睾丸组织中有极个别生精小管发育相对良好，能产生精子，这种情况称之为"局灶生精"。得益于现代科技的进步，只要有一个成熟的精子，我们就可以通过将单独一个精子注射进入卵子，形成受精卵和胚胎，让夫妻俩最终生育一个完全属于自己的孩子。所以我们对于非梗阻性无精子症患者治疗的核心，即在于去发现那些发育相对良好、能够产生精子的"局部生精灶"。

目前对于非梗阻性无精子症患者诊治中，有一个非常重要的技术手段——睾丸活检。通过睾丸活检，帮助我们明确睾丸内部生精情况如何；如果睾丸活检较容易地发现精子，则可以直接通过这种方式获取精子并做试管婴儿，生育完全属于自己的孩子。

但是，如果睾丸活检没有发现精子，是不是患者就没有生育自己孩子的机会了呢？

答案是否定的。

刚才我们讨论过，非梗阻性无精子症的患者，睾丸内绝大部分地方存在生精功能障碍，但也有可能存在"局灶生精"的情况。而睾丸活检术，只能获取芝麻大一点的少许睾丸组织，以点带面地分析整个睾丸生精情况，但这其实并不能完全代表睾丸的生精情况。为了更好更全面地评估睾丸生精情况，同时也为了更大概率地找到睾丸内的"局部生精灶"，可以考虑多点穿刺活检，也就是在一次手术过程中，大夫会在睾丸的不同地方都切取部分组织，期望能够取得有生精功能的"局部生精灶"。尽管如此，我们仍不免会错过有精子生成的"局部生精灶"。而显微镜下睾丸切开取精术，则是在多点穿刺活检技术基础上的极大改进，通过显微镜下睾丸切开取精术，能最大限度地帮助男科大夫在手术中发现能够产生精子的"局部生精灶"，从而取得精子做试管婴儿。

显微镜下睾丸切开取精术，顾名思义，即是在显微镜下将睾丸从赤道平面完全切开，然后去寻找发育相对良好的"局部生精灶"。其最大的优势有两点，其一是将睾丸剖开，充分完全地暴露，可以将整个睾丸都探索完全，不遗漏任何一个"局部生精灶"；其二便是显微镜的放大作用，在放大的情况下，更有助于男科大夫在手术过程中发现那些可以产生精子的"局部生精灶"。

所以显微镜下睾丸切开取精术特别适用于两类患者，一类是通过常规的睾丸活检没有发现精子的非梗阻性无精子症患者，另一类便是患者本身的睾丸体积较小、不适合行睾丸活检的非梗阻性无精子症患者。理论上讲，无论睾丸有多小，甚至如花生米大小，都可能存在"局部生精灶"，都有机会通过显微镜下睾丸切开取精的方式找到精子。

43

试管婴儿是啥技术？

  随着社会的发展，由于工作压力、环境污染、晚婚晚育等原因，我国近年来不孕不育的发病率逐年升高，越来越多的适龄生育家庭受到不育不孕的困扰。研究显示，我国不孕不育的平均发病率为 12.5%~15%，也就是每 8 对夫妻就有 1 对不孕不育。这样算来，我国不孕不育患者人数已超过 5000 万，这就解释了为什么各大医院生殖中心挤满了不孕不育患者，甚至春节联欢晚会上也有节目提到不孕不育。但由于生殖医学技术的发展，许多生育困难的夫妇通过试管婴儿拥有了自己的宝宝。

  那么什么是试管婴儿呢？大多老百姓可能以为试管婴儿就是宝宝在试管里面长大的，就像温室里培育的无土栽培的植物一样，但其实并不是这样的。试管婴儿是指把妈妈的卵子和爸爸的精子都拿到体外来，让它们在人工帮助下完成受精过程，然后把早期胚胎移植到妈妈的子宫中，随后宝宝在妈妈的肚子里长大然后出生。利用这种技术产生的婴儿称为试管婴儿，但这些孩子也是在妈妈的子宫内长大的，并不是真的长在试管中。

目前试管婴儿技术分为三种，第一种也称常规试管婴儿技术，主要是将精子与卵子放在体外共同培养，靠精子和卵子的自由结合来实现受精过程。

第二种是通过直接将精子注射入卵母细胞胞浆内，来达到助孕目的，又称为卵母细胞胞浆内单精子显微注射，也被称为第二代试管婴儿技术。

第三种常被称为第三代试管婴儿技术，也称胚胎植入前遗传学诊断，指在胚胎移植前，取胚胎的遗传物质进行分析，诊断是否有异常，筛选健康胚胎移植，是一种防止遗传病传递的方法。

现实生活中，很多前来做试管的夫妇希望能一次生俩娃，最好还是龙凤胎。那么一次抱俩真的好吗？

其实从技术上来说，选择男女和胚胎数目并不复杂。但目前根据我国的法律，只有夫妻生育时有性别相关的疾病时才可以进行男女的筛选。至于生一个还是两个，生殖医生都会根据患者的身体情况和胚胎的数目和质量，也就是一次放一个还是两个宝宝。虽然与自然受孕相比，通过试管婴儿技术更容易怀双胞胎，但双胞胎不是做试管婴儿的目的。同时，和单胎相比，双胎有更大更多的风险，如死胎率高 5 倍，出现脑瘫的概率高 4 倍。同时妈妈的并发症也明显增加，甚至会危及母亲的生命安全。对新生儿而言，并发症也会增多。所以生育健康宝宝就是最好的结果，不要单纯追求生育男女或者双胞胎。

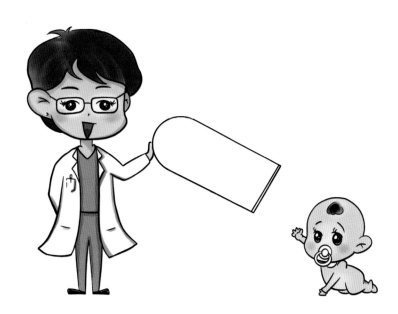

44

试管婴儿的误区

现在门诊有个现象,夫妻双方刚结完婚打算要孩子,可还没有尝试过自然怀孕,就来找医生要求直接做试管婴儿。因为他们认为通过试管婴儿的方式可以筛选出优秀的精子和卵子,会生出更健康聪明的孩子。其实,这种误区缘于对辅助生殖技术缺乏了解。

普通试管婴儿只能帮一个忙

怀孕的方式主要有三种:自然怀孕、人工授精和试管婴儿(也叫体外受精)。后两种是由专业的医护人员辅助完成的,因此也称为辅助生殖技术。

第一种是自然怀孕，即男性的精液通过夫妻生活，以自然的方式射入女性阴道内，精子通过子宫颈进入子宫，再穿过子宫腔到达输卵管，在输卵管壶腹部与卵子相遇，完成受精并形成受精卵。这个过程犹如海选，上亿个精子在阴道内开始赛跑，最后看谁在输卵管内摘得桂冠，与卵子成功结合。在双方都正常的情况下，每个月自然受孕的概率在 20% 左右。

第二种是人工授精，即男性通过手淫的方式将精液取出体外，筛选出质量良好的精子，将其直接注入女性的子宫宫腔内，所以也叫宫腔内人工授精。人工授精较自然受孕可以有效地提高受孕的成功率，原因有三：①医生将男性精液中的精子进行优选，主要是筛选出活动良好的精子。②直接将优选的精子注入子宫内，就如"空降"一般，避免了自然怀孕过程中精子通过女性宫颈（阴道和子宫交界处）时的损失，不仅集中了优势兵力，而且还能精准投放。③医生会监测女性的排卵时间，在恰当的时机将精子送入。一般情况下，女性每个月排一次卵，所以只能做一次人工授精，每个周期成功受孕的概率也仅仅在 20% 左右。

第三种是试管婴儿技术，也叫体外受精。它是把妻子的卵子和丈夫的精子都取到体外，在体外受精并形成胚胎后，再将胚胎移回到妻子的子宫内。第一代试管婴儿技术是将大量的精子和卵子放到一起，让精子与卵子自然结合，也叫常规受精，主要适用于丈夫精液质量较好的夫妇。第二代试管婴儿的人工干预更多。胚胎试验室专家会主动挑选出一颗形态和活动都较好的精子，通过人工的方式直接注射到卵子内以帮助受精，所以叫卵泡内单精子注射，主要适用于丈夫的精子数量较少或活动较差的夫妻。体外成功受精后，生殖科的医生再将培育好的胚胎在适当的时机转移回妻子的子宫内继续发育。每次移植胚胎进入母体内，女方成功受孕的概率为 30% ～ 50%。

人工授精和第一代、第二代试管婴儿技术都只是筛选活动及形态较好的精子，而不对精子或卵子所携带的遗传物质进行检测。这种情况下只是会增加受孕的概率，但不能保证形成的胚胎没有遗传疾病。所以通过人工授精或者常规试管婴儿技术，并不能优选出健康的孩子。在临床工作中，医生建议大家尽量采取自然的方式受孕，其次是人工授精，最后的选择才是试管婴儿。

专家讲述生殖的秘密——成就「爸」业

146

第三代试管婴儿技术可筛查遗传病

有人会问，如果家族里有遗传病，是否可以选择第三代试管婴儿（胚胎植入前的遗传学诊断）。这种技术在第一、二代试管婴儿技术的基础上拓展而来，其形成胚胎的过程与第一、二代无异，只是丈夫的精子和妻子的卵子在体外受精形成胚胎后，将胚胎植入子宫前，对胚胎遗传物质进行检测，然后将没有遗传疾病的胚胎挑出来，再移植回妻子的子宫内，这样就可以避免生出不健康的孩子。

随着科学技术的发展，目前我们能够对胚胎的 23 对染色体进行全基因组测序。理论上，只要能明确导致遗传疾病的致病基因，就可以通过第三代试管婴儿技术避免生出不健康的孩子。迄今为止，已经发现了数千种遗传疾病明确的致病基因。所以这些明确了致病基因的遗传病患者想生育一个健康的宝宝，可以到专业的生殖医学中心寻求专家的帮助。

所以，绝大多数准备受孕的准爸爸和准妈妈如果自己能怀孕，就别来凑试管婴儿的热闹。而对于少部分有明确致病基因导致遗传病的夫妻才有必要寻求医生的帮助。

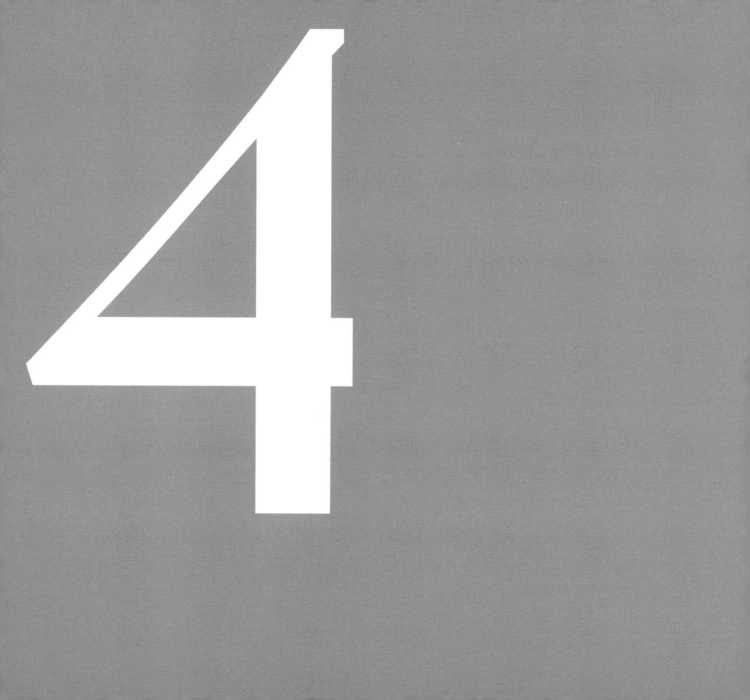

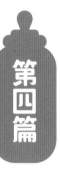

第四篇

如何保护你的「爸」业

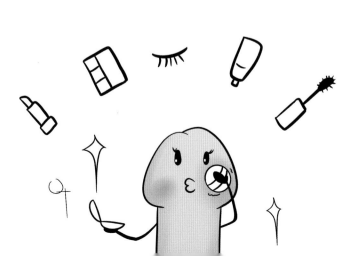

45

精子库
——保护男性生育力的好办法

"月有阴晴圆缺，人有旦夕祸福"，苏东坡的千古名句道出了人生无常，祸福难测。现代社会也同样面临这样的风险，大家熟知的财产保险和人身保险等能在一定程度上减少这些意外所造成的损失，起到未雨绸缪的作用，如人们将钱存到银行以便将来需要时使用也是一种规避风险的方式。保护男性生育就是把精子冷冻起来，存到"精子银行"（俗称的精子库）。

所谓精子库是指用冷冻的方法贮存精子的地方。我们采取精液冷藏技术，将精子冷冻贮存在由蛋黄、甘油、柠檬酸钠等组成的液氮罐内，使它们在低温下冬眠，能良好地贮藏很长时间，一旦复温后，精子可恢复生命机能，需要时可溶化供人工授精。

四类人应该进行生育力保护

什么人需要将精子存到"精子银行"？一般来说，只要自己想冷冻精液的男性都可以到精子库进行生殖保险，但主要还是下列四类人群：

1. 肿瘤患者：现代社会肿瘤发病率明显增加，其中年轻患者也越来越多，同时随着医学技术日新月异的进步，肿瘤患者预后大大改善，5 年生存率接近 80%。这样当很多年轻的肿瘤患者的生存问题解决后，就希望拥有自己的后代。国外的调查显示，年龄小于 35 岁的肿瘤患者中大约有 3/4 的人有这种意愿。"生殖保险"越来越受到人们的重视，尤其受到肿瘤患者的重视。国外很多学术机构已经将肿瘤患者治疗前的精液冷冻作为肿瘤整体治疗的一部分。

2. 特殊职业工作者：有些职业可能会影响生育力，在从事这些职业之前也需要冷冻精液。这些职业如纺织业、实验室、印刷业和干洗业等，从事这些职业可能接触到损害生育能力的化学物质。例如，部分医务工作者可能接触到雌激素类药物、气体麻醉剂、化疗药物、有生殖毒性的药物，还可能接触病原微生物（如乙肝病毒和人类免疫缺陷病毒等）；士兵则可能接触影响生育的放射性物质、化学物品等；还有些职业的男性可能接触除草剂、杀虫剂等。

　　3. **某些疾病患者**：再次接受可能影响生育能力治疗的患者。有些患者因为治疗某些疾病，而不得不使用对于生育干扰较大的药物。有些患者接受涉及睾丸或者性功能的手术，如前列腺切除术、腹膜后淋巴结清扫术等。

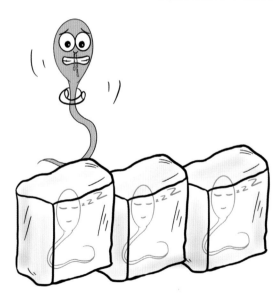

4. 不育症患者：对于不育症患者而言，冷冻精液可以作为辅助治疗措施。无精子症患者进行睾丸穿刺取精或者附睾穿刺取精，剩余的精子，如果实验室技术成熟，可以进行冷冻保存，以避免反复进行睾丸穿刺或附睾穿刺。少精子症患者可以进行多次取精保存等。

如何保护男性生育力

知道了哪些男性需要进行生育力保护，很多人会关心冷冻精液前需要进行什么检查和精液能保存多长时间等问题。

冷冻精液前的检查主要是精液质量和传染病检查。拥有尖端冷冻技术的精子库可以冷冻少数精子甚至单个精子，并且复苏率接近100%。但一般精子库达不到这个水平，所以要先查查精液，看能否进行冷冻。此外，还要进行乙肝、丙肝、梅毒、艾滋病、支原体和衣原体等传染病的检查，如果有阳性，可能需要存放到特定的液氮罐里。

精子保存在 –196℃的液氮里。精子损伤一般发生在从室温到 –196℃的液氮的冷冻过程和从 –196℃的液氮到室温的复苏过程，在 –196℃的液氮中保存理论上是不会受到损伤的。目前有国外报道使用最长冷冻 28 年的精子生出健康的宝宝。

46

正确认识 Y 染色体微缺失

众所周知，决定我们人类基因的是 23 对染色体，其中常染色体 22 对（44 条），性染色体两条。女性的是两条 X 染色体，男性的一条是 X 染色体，一条是 Y 染色体。所以女性的卵子携带的都是 X 染色体，而男性的精子有的携带 X 染色体，有的携带 Y 染色体。当卵子和含 X 染色体的精子相遇，那么产生的是"小公主"（XX）；卵子和含 Y 染色体的精子结合，产生的是"小王子"（XY），所以这样看来，生男生女主要是男性的问题。虽然 Y 染色体肩负着决定性别的任务，但是和其他常染色体以及 X 染色体相比，Y 染色体在身材上是个小个子。

研究还发现，哺乳动物进化的整个过程中，Y 染色体一直在缩小。女性体内是成对的 X 染色体，因此它能很好地进行物质交换和自我修复。而孤零零的 Y 染色体很难修复出现的错误。如果 Y 染色体受到重创造成缺失，恶性循环就会出现，因此它会逐渐衰退，所以我们称之为"脆弱"的 Y 染色体。

10%~15% 育龄夫妇受不育不孕的困扰，男性因素约占一半左右，这其中 30% 以上的患者是由于遗传异常引起的，而 Y 染色体的微缺失是导致男性不育的主要遗传学因素。

早在 1976 年，科学家在无精子症患者中发现 Y 染色体长臂（Yq1 染色体缺失 1）缺失，于是称该部位为无精子因子（AZF）。现已明确至少有 3 个精子生成部位（AZFa、AZFb、AZFc），分别位于 Yq11 的近端、中间和远端。目前认为这些基因的微缺失将导致精子发生障碍，临床上会造成男性少精子症、弱精子症，甚至无精子症。

AZF 各区的缺失和临床表型的关系如何?

AZFa 区发生缺失的频率最低,但后果最严重。多数情况下发生整个 AZFa 区缺失,表现为严重的少精子症和唯支持细胞综合征。AZFb 区和 AZFb+c 区缺失也表现为无精子症。目前认为无论是整个 AZFa 区还是 AZFb 区缺失,或者 AZFb+c 区缺失,通过睾丸活检等手段获取精子的机会几乎为零。AZFc 区发生缺失的频率最高,情况也相对比较乐观。临床表现多种多样,多表现为少精子症或者无精子症。因 AZFc 区缺失导致的少弱精子症、无精子症患者,通过睾丸穿刺、或者采取显微取精手术也可找到精子做试管婴儿。但这些患者如果生育男孩,也会发生 AZFc 区缺失,造成后代生孩子困难,所以建议可选择生育女孩。

哪些人需要检查 Y 染色体微缺失?

一般三类人群建议进行相关检查。

第一类主要对无精子症和严重少精子症患者进行分子诊断:针对非梗阻性无精子症、严重少精子症患者(精子数少于 5×10^6/ml)。

第二类为筛查:可对原因不明的无精子症或少、弱精子患者进行病因筛查。对患者 Y 染色体微缺失造成的配偶不明原因习惯性流产进行筛查。卵胞浆内单精子量微注射(ICSI)前,无精子症患者需进行睾丸活检术前筛查。

第三类为预防:对满 18 周岁男青年进行自愿检测,或者存在缺失(尤其是 AZFc 区)者,建议早育或冻存精子,因为目前研究认为 AZFc 区缺失的男性可能精子质量会进行性下降。

47

男性生育力维持的"拦路虎"

"桐花万里丹山路，雏凤清于老凤声。"我们一直说优秀传统文化教育要从娃娃抓起，增强人民体质要从娃娃抓起等等，但其实保护生育能力，也要从娃娃抓起，而且还需要一直坚持。因为在男性成长的不同阶段，都有可能碰到损伤我们男性生育能力的"拦路虎"。

婴幼儿期——包茎

包茎指包皮口狭小，不能上翻露出阴茎头。包茎分为先天性包茎和后天性包茎。先天性包茎是因为新生儿包皮与阴茎头存有生理性自然粘连。后天性包茎多继发于包皮阴茎头炎症，使包皮口形成瘢痕性挛缩。由于包皮口狭小，呈针孔样，可引起不同程度的排尿困难，包皮不能翻起清洗，包皮囊内积聚包皮垢，容易

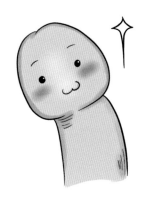 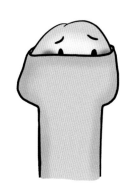 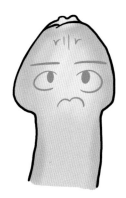

发生包皮阴茎头炎。包皮阴茎头炎症时包皮口红肿，有脓性分泌物。有排尿困难，长时间嵌顿可发生包皮和龟头坏死。

　　婴幼儿期的先天性包茎，可将包皮反复试行上翻，以便扩大包皮口。手法要轻柔，不可过分急于把包皮退缩上去。当阴茎头露出后，清洁包皮垢，涂抗生素药膏或液状石蜡使其润滑，然后将包皮复原，否则会造成嵌顿包茎。大部分小儿经此种方法治疗，随年龄增长均可治愈，只有少数需要做包皮环切术，对于包皮嵌顿，需紧急施行手法复位，必要时做包皮背侧切开。

青春期——腮腺炎

流行性腮腺炎也称"痄腮"，是由腮腺炎病毒引起的急性呼吸道传染病。流行性腮腺炎在冬春季容易发病，多见于儿童和青少年，主要通过飞沫及接触传染。流行性腮腺炎病毒除了在腮腺中"为非作歹"之外，还会在人体的生殖器官、神经组织和胰腺等组织器官里"惹是生非"。由于流行性腮腺炎并发睾丸炎而导致后天睾丸损害是男性不育的原因之一，致使睾丸轻度萎缩、进行性纤维性变，使生育能力降低。患病后不能掉以轻心，应警惕其并发症发生，需及时到医院就诊，并注意休息，一方面是为了尽快恢复，另一方面则是为了保护他人。此外，接种腮腺炎疫苗可有效防止疾病传播，可以在儿童期进行疫苗免疫注射。

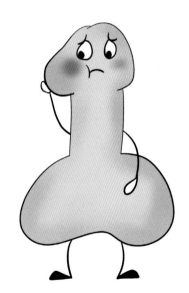

青春期——精索静脉曲张

精索静脉曲张常被认为是成年男性的常见病，发病率为 10%~15%，一般发生在 20~30 岁的青壮年，其实它早在儿童和青少年时期就已经开始。该病也是小学高年级和中学男孩子的常见病，青少年自己或者家长可定期进行检查，看看直立时阴囊是否等高，阴囊壁上是否能看到蚯蚓状的静脉团。如果判断不清又有怀疑时，应到医院请专科医生诊断。

但即使患有精索静脉曲张，也不必过分担心，因为有的青少年患者可以自愈，而且也并非患有该病就一定会影响生育，实际上生育力受影响的仅为该病患者的一部分（大约 40%）。

有的孩子由于吃得太饱、营养过剩、肥胖便秘导致腹压过高，影响了精索静脉血液的回流。另外，平时听课、学习、写作业总是久坐，休息时又坐着玩手机，基本不运动，也是引起该病的主要原因之一。户外运动是预防精索静脉曲张的利器，因此多鼓励孩子参加户外运动，可以促进孩子的健康成长。

成年期——生殖系统感染

多种微生物可以引起男性生殖系统感染，从而损害男性生育力。细菌常通过生殖道逆行感染尿道、前列腺、精囊、输精管、附睾及睾丸，而病毒主要通过血液循环途径感染睾丸。微生物感染可以通过诱导局部炎症反应影响男性生育。有些是因男性生殖系统的相关疾病引起的，有些则是因环境和不良生活习惯引发。预防男性泌尿生殖系统感染要做到保持私处卫生，勤换洗内裤，夫妻生活前注意卫生，尤其要及时清除包皮内侧和冠状沟处的积垢。此外，包皮过长、包茎也是诱发各种炎症反复感染的原因之一，如果有炎症存在，应在炎症消除后及时切除过长的包皮，防止包皮垢的积聚，能够有效预防炎症和病变的发生。

48

藏起来的睾丸

大家都知道，正常男性有两个睾丸，呈卵圆形，分别位于阴囊左右侧，它们是男性重要的内生殖器官，既是产生精子的基地和分泌大量雄激素的场所，也是繁衍后代和维持第二性征的重要器官。现实生活中，确实有的男性阴囊中只有一个睾丸甚至一个都没有，那么丢失的睾丸去哪里了？

造成隐睾的原因，除了后天因外伤、或者疾病等原因切除睾丸外，先天也有一类疾病会弄丢我们男同胞的睾丸——隐睾。

小男孩的睾丸在正常发育过程中会从腰部腹膜后下降至阴囊，如果没有出现下降或下降不全，就会出现阴囊内没有睾丸或只有一侧有睾丸，临床上称为隐睾症，也称为睾丸下降不全或睾丸未降。隐睾是小儿泌尿生殖系统最常见的先天畸形之一，多表现为单侧，并以右侧未降为主，约 15% 为双侧。早产儿发病率约为30%，健康新生儿约为3%，3月时约为1%。

我们都知道，睾丸是男性产生精子的工厂，它的外面被一层坚韧的组织包裹，称为白膜，具有保护睾丸的作用。白膜增厚并向里面延伸形成很多纵隔，将睾丸分隔成很多小室，这些小室叫做睾丸小叶，它们就像工厂的一个个生产车间。正常男性的睾丸内一般有200～300个小叶，小叶里面布满了睾丸实质，是产生精子的地方，叫做曲细精管。若将睾丸实质切取一小块置于显微镜下观察，可以看见曲细精管是一条条细管子。小管之间的结缔组织内有分泌男性激素的间质细胞。睾丸作为重要的高精密"工厂"，自然需要比较苛刻的生产环境，所以它喜欢凉爽的环境，精子生成需要适宜的温度，因为如果一旦睾丸周围温度因某种原因异常升高，就可能使睾丸生精功能出现障碍或者睾丸生精上皮细胞发生退化，使精液出现异常，甚至造成男性不育。所以睾丸需要下降到阴囊里来满足它"怕热喜凉"的喜好，因为阴囊包裹着睾丸，具有一定的舒缩功能，能起到调节温度的作用。当温度降低时，阴囊皮肤收缩、增厚，使睾丸靠近身体，睾丸周围环境的温度升高。当温度升高时，阴囊皮肤松弛、变薄，睾丸下垂，离开身体，加强散温功能，使睾丸周围环境温度降低，那么阴囊能保证其内的温度较腹腔内温度低 2℃左右。

　　而当男性出现隐睾时，因睾丸长期留在腹腔内或腹股沟管里，受体内"高温"的影响，容易造成男性不育。另外，隐睾由于生长环境改变以及发育上的障碍，会使睾丸细胞发生恶变形成恶性肿瘤，隐睾发生恶变的机会大约是正常位置睾丸的十多倍至几十倍。

　　目前认为，造成隐睾的原因很多，但主要可能为：① 解剖因素：胚胎期牵引睾丸降入阴囊的索状引带退变或收缩障碍，睾丸不能由原位降入阴囊。或者，精索血管发育迟缓或终止发育，造成睾丸下降不全。② 内分泌因素：胎儿生长过程中，母体缺乏足量的促性腺激素影响睾酮的产生，缺少睾丸下降的动力。先天性睾丸发育不全使睾丸对促性腺激素不敏感，失去下降的动力。③ 局部因素：如机械性梗阻和腹膜粘连阻止睾丸正常下降等。

　　临床上认为，隐睾治疗应该在 2 岁以前完成。在新生儿时期发现的隐睾可以定期观察，如果小儿到 6 个月时睾丸还未降至阴囊内，则自行下降的机会已很小，应考虑激素或手术治疗。治疗的目的在于改善生育能力，改变外观缺陷，避免患儿心理和精神上的创伤，减少睾丸恶变趋向。治疗方式有激素治疗和手术治疗。对低位隐睾可以尝试采用激素治疗。患儿 6 个月后即可手术，激素治疗无效和就诊年龄已超过 1 岁者应尽早行手术治疗，最晚不能超过 2 岁。若发现睾丸发育不良或萎缩需行睾丸切除术。如果一次手术无法将睾丸下降至阴囊则需行分期手术。

　　隐睾治疗的关键在于早期发现，早期诊断，早期治疗。男孩出生后要常规检视阴囊，如果有异常，及时到医院就诊。如果诊断为隐睾，6 个月后应该开始治疗。如果激素治疗无效，及时改行手术处理。隐睾的预后与治疗时的年龄有关。若 2 岁前完成治疗且睾丸顺利下降到阴囊内者，对男性生育力无影响。如果治疗时间推迟，会对男性生育能力造成损害，同时发生睾丸恶性肿瘤的机会明显增高。

　　有的男性担心，若自己一侧隐睾是不是也没有生育能力了呢？其实也不用过分担心。如果另一侧睾丸功能正常，就还会有生育能力，有的甚至正常一侧的睾丸会代偿性增大，各项机能都正常，就像人有两个肾，一个正常工作就够用一样，也不需要特殊处置。

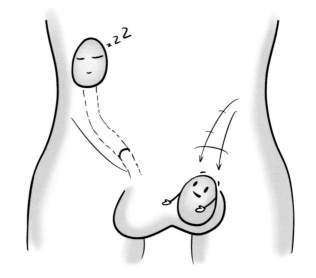

49

男人射精有奥秘

男人一生会产生无数精子，它是孕育下一代必不可少的。性生活中男性射精的时间虽短暂，却有很多科学知识，了解它们有助于夫妻更好受孕。

精子不等于精液。精子和精液经常被错误地交替使用，但它们是不同的物质。精子实际上是精液的一部分，精子通过构成精液的体液混合物而离开人体。精液中包含果糖和蛋白水解酶，后者有助于精子在男性生殖道内移动。

最先射出的精子质量最高。人类生殖学家研究发现，当男性射精时，不同波的精液会采用不同的收缩率进行释放。第一波射精中的精子拥有更高品质的 DNA，精子的移动性更强，数量更多。

射精的速度非常快。普通男性射精的平均速度达到了 45 千米/小时，这个速度甚至超过了目前男子短跑 100 米的世界纪录。

射精也会"逆行"。逆行射精是指男性在射精时，精液流入了膀胱，而不是射出体外。它通常发生在原本有健康问题的男性身上，这类男性虽然仍然能感受到性高潮，但只有很少或没有精液排出，会影响生育。

　　射出的精子畸形很常见。正常的精子有一个椭圆形的头部和一条长尾巴。但并不是所有的精子都长得一样。有些精子会在头部、颈部或尾部表现出多种缺陷，如两个头、两条尾巴和卷曲的尾巴等。这些缺陷会影响精子到达子宫和与卵子结合的能力，但这并不意味着存在精子缺陷的男性就无法生育。

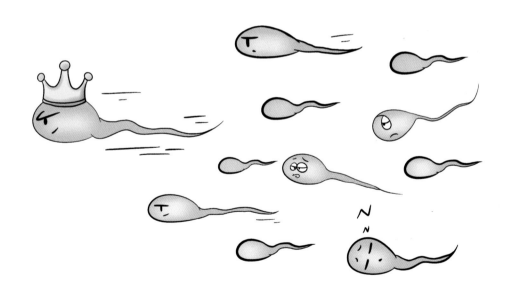

50

给男性生育力做个保养

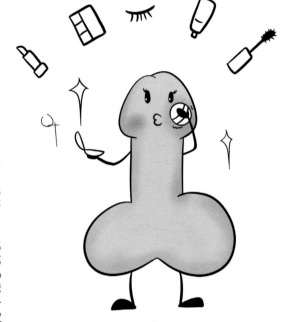

大家都知道女人的外貌需要保养，才能显得年轻健康，事实上，男性的生育功能也离不开"保养"，这主要包括以下几个方面。

保养性器官

阴茎是性爱的最直接参与者，它常出现的健康问题包括勃起功能障碍（ED）、包皮过长或包茎等。男性平时应保持阴茎清洁，不穿紧身裤，减少久坐时间，及时治疗包皮问题。出现 ED 的患者也不必害怕，应及早到正规医院进行检查和治疗。

保养精子

精子是生育的根本，不良生活习惯、辐射、环境污染等因素都可能影响精子质量。想要孩子的男性，最好先做个生育检查。禁烟、少饮酒、减少接触有害的化学物质、远离肥胖是保养精子的好方法。

保养性心理

负面情绪是男性性能力的头号杀手，因此保持良好的心情十分重要。男性需要肯定和支持，尤其在性活动中，当男性偶尔出现疲软、无力或者为生育焦虑的情况，妻子要多理解和包容。男性也要学会自我调节，减少负面情绪对身体的影响。

保养全身健康

一些慢性病会降低性功能，进而对生育造成不良影响。建议男性每年进行一次全身健康体检。

51

影响男性生育的四大因素

当今社会，大约每 10 对夫妻就有一对面临着生育难的问题。生育难不仅困扰着夫妻双方，也牵动着夫妻的长辈和亲属的心。不孕的因素，男方跟女方几乎是各占一半的。那么对于男性，我们应该都注意什么呢？

第一，平时的感冒、发热甚至劳累后状态不好都会一定程度影响精液的质量，在精液常规检查上则表现为精子浓度和活动力的下降。但是一般经过 2~3 个月的调理之后，精液质量都会达到以前的状态。

手淫对生育的影响

在门诊诊疗过程中经常有患者问以前频繁手淫会不会影响生育。我们知道过度频繁的手淫有可能让身心疲惫，但是至于说以后会影响生育能力的这一观点还没有得到权威研究的普遍认同。所以有频繁手淫史的男性大可不必紧张。调整好心态，一样可以昂首走在孕育后代的大道上。

性功能障碍对生育的影响

性功能障碍是造成不孕不育的原因之一，包括严重的勃起功能障碍、不射精和逆行射精等。严重的勃起功能障碍患者勃起硬度甚至达不到足以插入女性阴道的程度，这种情况会严重影响生育能力。但是存在勃起功能障碍的患者也不能太过于焦虑，因为年轻的勃起功能障碍患者大部分是心理性的，通过临床大夫一些专业的指导和药物辅助是能大幅改善的。不射精和逆行射精的男性患者则应该尽快到正规医院做一些相关的检查，寻求一个最好的成功生育的方法。

性生活频率对生育的影响

临床上检查精液常规一般要禁欲3～7天，所以夫妻之间要有规律的性生活，一般每周1～2次即可。在当今社会，由于工作压力、两地分居等情况的存在，部分有生育要求的夫妻性生活频率不能得到保证，生育机会减少。有些夫妻因为各种原因只在排卵期同房1～2次，错误地认为要节省"子弹"，一个月的其他时间都没有性生活。而另外有些夫妻在排卵期间不考虑自己的身心状况，急切地想怀孕，每天都过性生活。这些想法都是不成熟和错误的。甚至在一次次的受孕失败后夫妻间产生了或多或少的不良情绪，影响正常的工作生活。夫妻之间不仅要关注生育，也要重视和谐的性生活，好的性生活是生育的润滑剂，保持一个轻松的心态上"战场"能产生意想不到的事半功倍的效果。

不良生活习惯对生育的影响

大家都知道吸烟、喝酒、熬夜等不良生活习惯影响人的身心健康，同时这些陋习也会严重影响男性的生殖健康，如果我们还是不加以注意的话，影响必定越来越大。而在日常的诊疗过程中还是会有男性朋友询问能不能在治疗男性不育的过程中喝酒、吸烟。所以为了大家的生殖健康，男性朋友们还是戒烟戒酒吧。

职业对生育的影响

睾丸喜欢凉爽一点的地方，这是为什么睾丸会降到温度比腹腔低的阴囊内的原因。在这里睾丸才能更好地产生精子。而经常蒸桑拿和从事厨师、电焊行业的人群，长期处在高温环境下，临床上每当碰到这些男性患者我们都是规劝他们不要长时间地待在高温环境中。

长时间站立和久坐的男性容易患精索静脉曲张，从而影响生育力。临床上经常遇见的这类患者大部分是司机或 IT 行业从业者。这些男性在查出精液质量差之前一部分人会自己感觉到久坐或劳累后，睾丸有坠胀的感觉。这是由精索静脉曲张后，睾丸血液循环不畅造成的。如果因此影响了生殖能力，可以考虑进行手术治疗。

适当的有氧运动，良好的生活习惯以及多吃新鲜蔬菜瓜果，荤素搭配的营养膳食对男性生殖健康是大有裨益的。

52

"生孩子"的三大要素

生孩子关键因素就是三件事，种子、土壤和耕种！

"种子"不好，再努力也白搭！

在传统观念中，人们常误以为不孕不育是女方的问题，其实不然，许多问题可能都出在男方身上！

二孩政策开放之后，前来咨询生二孩的患者增加了 20% ~ 30%，绝大多数是 35 ~ 45 岁想生二孩的高龄人群，其中不少男性都存在精子活力不足的问题。在不孕不育原因中，男性因素约占 40%，女性因素占 40%，双方因素占

10% ～ 20%。实际上，精液常规分析主要关注三个指标，最重要的是精子数量、其次是精子活力、最后是精子形态。精子数量少、活力弱、畸形率高，提示生育力差，从而出现让女方受孕概率低的现象。

吸烟、喝酒、熬夜，久坐电脑前玩游戏，长期缺乏运动，饮食不规律，性生活或手淫频繁等不良生活习惯严重影响精子质量。

"土壤"不好，提高"种子质量"更必要！

导致不孕不育还有一个重要因素，那就是"土壤"。

"土壤"不好，即女性子宫内膜厚度不正常、卵巢功能问题等。女性一般在 37 岁以后卵巢功能就开始退化。在不孕不育这件事上，女方因为生理因素，往往不好改变，而男性可以改进的方法有很多，比如增加"种子"的活力——改变精子的质量和数量。土壤贫瘠一点，如果"种子"够好，一样也能生根发芽。

研究显示，西地那非等 PDE5 抑制剂不仅能改善男性生殖器的血管扩张状况，同时还可增加睾丸的血供和血运，帮助精子生成并加速其游动。北京大学第三医院生殖中心的一项研究发现，雌激素与西地那非联合应用，可以改善妇女的子宫内膜状态，提高女性受孕概率。

除了必须的药物辅助，应适当增加体育锻炼。男性身体过度肥胖，会导致腹股沟处温度升高，不利于精子生长，影响生育。避免高温，高温蒸浴会直接伤害精子，还会抑制精子生成。放松身心，精神压力过大不利于精子成长，放松心情会增加受孕的机会。多吃绿色蔬菜、戒烟戒酒，也可以提高精子质量。

有好"种子"，还要重视"耕种"

有了好种子，还得"耕种"到土地上，即双方的健康性生活。不过现实是，很多男人"耕种"不行。研究显示，40 岁以上的男性中，勃起功能障碍（ED）的比例高达 40%。

除了年龄因素以外，目前勃起功能障碍还和其他疾病，包括高血压、糖尿病等密切相关，ED 其实是男性健康的风向标。临床上发现很多男性出现 ED 问题，进一步检查还能发现糖尿病、心血管疾病的前兆。性功能障碍可是一个疾病预警信号，所以发现性功能障碍，一定要积极重视。

研究发现，规律性的一周两三次性生活，会使心血管疾病死亡发生率降低 1 / 3 ~ 1 / 2。同时，规律的性生活会还可以降低前列腺癌的发病率，因为在排精的过程中，前列腺液也会排出，可以减轻前列腺的压力。另外，规律性的性生活对预防尿失禁也有很大的帮助。

找出好"种子"，专家的方法有很多

　　当然，现实中也有很多"种子"确实就比较差的情况，比如无精子症、少精子症、弱精子症（精子活力不够）。对于这些问题，专家们也给出了解决方法。

　　临床上，一些男性在精液检查中均未发现精子，称为无精子症。对于无精子症患者，临床上可以采用"睾丸精准取精术"，通俗点说就是把睾丸切开，用显微镜在睾丸中找到精子，从而获取精子做试管婴儿，这样可以解决生育问题。

　　对于少精子症患者，即精子很少，可以选择人工授精，那就是在仅有的少数精子中，找到质量最好的精子，进行人工授精，也可以解决生育问题。

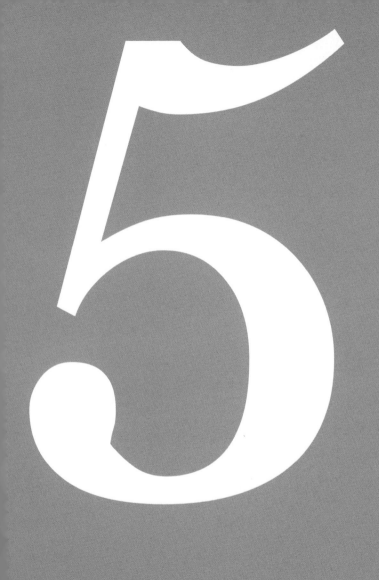

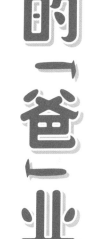

第五篇
让你的「爸」业
一路畅通

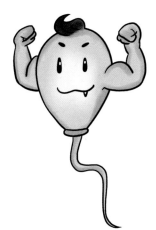

53

不育：男性因素占一半

2013 年中国人口协会发布的一组数据显示，中国有大约 4000 万对夫妻存在不孕不育问题，发病率高达 15% ～ 20%，其中男性因素约占 50%。

很多夫妻试了几次性生活发现没有受孕成功，就自我判断有问题，心理压力很大。中国男科疾病诊断治疗指南与专家共识（2016 版）中对于不育有明确的定义，即育龄夫妻，在有正常性生活且未采取避孕措施，一年内都未能受孕的，男方原因所致的才被定义为不育。如果只是新婚夫妻，试了几次没有受孕，并不能确定为不育！

在不育问题上，40% 的原因在于女方，40% 的原因在于男方，还有 20% 的原因是男女双方共有或不明原因的。也就是说在不孕不育问题上，一半问题都出在男性身上。

一个完整的受孕流程是，人体大脑垂体分泌各种性激素，促进睾丸发育和工作并生产出合格的精子，通过性生活，完成射精。中间任何一个环节出了问题，都会导致不育。由于睾丸是精子的"生产车间"，根据影响不同生殖环节的因素分类，中国男科疾病诊断治疗指南与专家共识（2016 版）将男性不育的原因分为四大类，一是睾丸前的原因，比如下丘脑 – 垂体 – 性腺轴出了问题，导致性激素分泌异常，完成生精障碍；二是睾丸的原因，比如遗传因素、出生缺陷、睾丸炎、腮腺炎、睾丸外伤、肿瘤及化疗等造成睾丸伤害及损伤，影响精子的生成和质量；三是睾丸后的原因，比如附睾梗阻、输精管堵塞，精囊射精管梗阻、阳痿等，即使有了精子也不能顺利将精子送到配偶体内；最后一个是不明原因，即可能前三个原因都有或无法诊断病因的。

　　临床上治疗不育大体有三种治疗方法，即药物治疗、手术治疗和辅助生殖技术。药物治疗因为简单、没有创伤和费用小，患者易于接受，也被认为是男性不育症的基础治疗，比如少精子症、弱精子症、畸形精子症的人群。一般不育症患者进行药物治疗至少3~6个月，然后看看药物的疗效。手术治疗可以用于精索静脉曲张、梗阻性无精子症（比如输精管堵塞、附睾梗阻）、非梗阻性无精子症（没有梗阻，但少精，药物治疗后可以用睾丸显微精准取精术，即把睾丸切开，通过显微镜人工寻找精子，即临床上的"显微取精"）以及器质性性功能障碍（比如对于药物治疗勃起障碍有问题的，可以做阴茎假体）。除药物治疗和手术治疗外，还有一个办法就是辅助生殖技术，即人工授精、试管婴儿等。值得注意的是，这三种治疗方法并没有优先顺序，临床上一般会根据患者不育的具体原因，选择用不同的方法，或者多种方法结合使用。

181

54

生育：精子不好是主因

在传统观念中，人们常误以为不孕不育是女方的问题，其实不然，有一半问题可能都出在男方身上！

二孩开放之后，前来咨询生二孩的患者增加了 20%~30%，绝大多数是 35~45 岁想生二孩的高龄人群，其中不少男性都存在精子活力不足的问题。在不孕不育原因中，男性因素约占 40%，女性因素约占 40%，双方因素占 10% ～ 20%。

"种子"不好，再努力也白搭！

男女双方均参与生育过程，均有可能因某种疾病或异常而导致不孕或不育，男女作用同样重要，不应重女轻男。如果过了最佳生育年龄，先给精子做个"体检"还是必要的。

精液常规分析主要关注三个指标，最重要的是精子数量，其次是精子活力和精子形态。精子数量少、活力弱、畸形率高，提示生育力差，从而出现让女方受孕概率低的现象。

如果精子质量有问题，再努力都白搭，毕竟"种子"是关键！

有畸形精子不等于无法受孕

男人精子一旦生成，就面临着老化，精子老化的直观特征就是畸形精子，这是正常老化，不用太紧张。世界卫生组织制定的《人类精液及实验室检查手册（第 5 版）》中将正常精子形态的比例定为 4%，也就是说一份精液中形态正常的精子达到 4% 就算合格了。

最关键的是夫妻在进行性生活并完成射精的时候，精子大军还要进行一场比赛，只有优秀者中的高手才有机会获得冠军，与卵子汇合孕育出健康宝宝，而那些畸形精子是极少有机会与卵子结合的，因此正常范围内的畸形精子是不足以对下一代的健康构成威胁的，所以还是可以自然受孕的，不用着急做试管婴儿。

吸烟的男性"次品"精子最多

现在生活节奏快，很多男性习惯性熬夜。其实，熬夜对内分泌有影响，而精子发生跟内分泌有密切联系。烟草、酒精对精子危害更是不必细说。长期吸烟的男性，畸形精子数量多，同时还会降低精子存活率，产生"次品"精子。

另外，研究证实，大剂量辐射可引起睾丸组织结构改变，增加精子畸形率，降低精子数量、浓度等重要指标。我们日常使用的电子设备，如手机、电脑等也会对精子质量产生一定不良影响。饮食方面，烧烤和油炸的淀粉类食物中含有致癌毒物丙烯酰胺，可导致男性少精、弱精。因此，健康饮食非常有必要。

此外，高温环境、雌激素环境、紧身牛仔裤和久坐习惯都有可能让精子"体能"下降，活力不再。

55

生殖健康教育：从娃娃抓起

梁启超曾说："故今日之责任，不在他人，而全在我少年。少年智则国智，少年富则国富，少年强则国强，少年独立则国独立，少年自由则国自由，少年进步则国进步，少年胜于欧洲，则国胜于欧洲，少年雄于地球，则国雄于地球。"

由此可见青少年是国家的希望和未来。我国是世界上人口最多的国家，自然青少年人数也是最多的。这组人群处在人生成长定型的关键时期，也是针对青少年特点进行性生殖健康教育的重要时期。

当然，人们在不同阶段时，会有不同阶段的特点和问题。比如幼儿园阶段的性教育，我们关注的是告诉男孩与女孩是不同的，要注意保护自己，哪些地方是私密的不应该让别人碰，不与陌生人随便说话等。成年人则关注生育健康、性生活和谐、科学育儿等。到了老年，我们则关注老年人更年期变化、如何锻炼、如何过性生活等。而处于儿童至成年人中间阶段的青少年，已经脱离了低幼阶段的懵懂，明白男女的生理结构不同，同时由于自身发育成熟，也具备一定的学习能力，因此更容易出现相应的困惑，也更愿意寻求相应的解答，所以更需要及时关注青少年的需求，并给予科学的咨询和指导。

那么青少年时期会出现哪些问题呢？

我怎么有变化了？

青春期是指由儿童逐渐发育成为成年人的过渡时期。青春期是迅速生长发育的关键时期，也是继婴儿期后，人生第二个生长发育的高峰期，出现性器官发育、第二性征出现和生殖功能发育。

这时候无论男孩女孩都出现身高、体重迅速增长，身体各脏器功能趋向成熟，神经系统的结构已接近成年人，思维活跃，对事物的反应能力提高，分析问题能力和记忆力增强，内分泌系统发育成熟。

男孩睾丸和阴囊开始增大，阴茎变长，出现阴毛，阴囊颜色变深，肩膀变宽，肌肉发达。女孩的身体发育要比男孩早 1~2 年，出现外生殖器官发育，乳房隆起、皮下脂肪丰满，且腿围普遍大于男生，骨盆变宽等变化。

出现这些变化不要惊慌，这是正常的成长过程。

反之，如果当周围的同龄人已经开始长高，男孩有了小胡须，阴茎和阴毛有了发育，女孩开始有了乳房发育、出现月经时，而有的孩子还是"小朋友的身体"，这个时候就要注意了，可能存在发育迟缓。

小儿青春期发育迟缓也称青春期延迟，是一种青春期发育的异常，表现为青春期的特征比同龄儿明显延迟出现。比如女孩于14 周岁以后，男孩于 15 周岁以后完全没有性征出现，可能要考虑发育问题，建议及时就诊咨询治疗。

这是怎么了？

小男孩在某天早上可能发现自己的内裤湿了，这是怎么回事，我怎么尿床了？其实这不是尿床，这是遗精。男孩子到了青春期，性器官逐渐发育成熟，睾丸开始不断地产生精浆。精子和精浆混合起来就成了精液。当精液在体内积聚到一定数量再储存不了时，常常会通过遗精的方式排出体外。出现遗精的年龄不同，但是随着人们生活水平的提高，首次遗精的年龄有逐渐减小的趋势。

女孩的第 1 次月经称为月经初潮。大多数女孩的初潮年龄为12~13 岁。女子到了青春期，在丘脑下部和脑垂体激素的影响下，卵巢产生性激素，它能刺激性器官和乳房的发育，并开始长出腋毛和阴毛。同时卵巢内卵泡中的卵细胞逐渐成熟，成熟的卵泡破裂，把卵细胞排出到卵巢之外，排卵后，卵泡里残留的细胞迅速生长、增多，并呈现黄色，称为"黄体"。它能分泌黄体激素，促使子宫内膜腺体分泌一种含有营养物质的黏液，为接受受精卵做好准备。如果排出的卵子没有受精，在排卵后 9 ～ 10 天，黄体萎缩，雌激素和孕激素分泌量下降，子宫内膜逐渐萎缩、脱落、出血，此即表现为月经来潮。不用害怕。

出现遗精或者月经来潮的年龄不同，随着人们生活水平的提高，首次出现的年龄有逐渐减小的趋势。当出现首次遗精或者月经来潮时，孩子的心理上可能会出现紧张、害怕、羞涩、好奇等复杂的情绪，但是这都是正常的生理现象，父母应该向孩子讲解青春期生理、心理知识，注意休息，这期间保证充足睡眠，食用营养丰富、易于消化吸收的饭菜，注意生理卫生。

那个地方不舒服怎么办？

小男孩突然发现睾丸疼痛难忍，这个时候就要注意了，因为可能出现睾丸扭转。睾丸通过睾丸系膜与阴囊相连，由睾丸系膜将睾丸固定于阴囊。有的胎儿在发育时会产生一侧或两侧睾丸系膜过长，出生后，睾丸与精索的活动度就很大，如果遇上突然用力或猛烈震荡等情况，睾丸与精索就会发生一定程度的扭转。睾丸扭转发病急骤，也可在睡眠中发病，患者一侧睾丸和阴囊会剧烈疼痛。扭转初起时疼痛还局限在阴囊部位，以后会向下腹和会阴部发展，同时还会伴有呕吐、恶心或发热，阴部出现红肿、压痛。如果发生睾丸扭转，需要尽早复位，目的是尽早扭转睾丸。复位后观察血运是否正常。如发现睾丸血循环极差，复位后仍不能恢复，还要切除睾丸。因此出现睾丸疼痛时不要一忍再忍，以致延误了早期治疗，个别情况下还可能因此丧失生育能力，酿成终生不幸。

女孩可能出现特殊部位的不适，如瘙痒、疼痛、分泌物增多、有异味等情况，出现这样的问题时，她们可能羞于询问大人，如果长期穿着紧身内衣内裤，又不注意外阴部清洁卫生，或是使用不洁净的卫生用品，使会阴部受到污染，都会导致细菌滋生，甚至引起阴道炎，分泌物也会增多，感觉下腹不适。因此平时要注意个人生理卫生，经期尤其要注意，出现不适情况时要向家长、老师反映，需要时到医院进行相关的检查和诊治。

56

男性不育的常见原因

在各种宫廷剧、偶像剧、家庭生活剧等里，我们时常可以看到生宝宝的种种辛苦画面，但是生宝宝这件事，不但妈妈们不容易，爸爸们也要经过重重考验。今天我们就借助两部影视剧，谈一谈男性不育。

《大电影 2.0 之两个傻瓜的荒唐事》

这是阿甘执导的喜剧电影。文耀（郭涛 饰）40 岁了，和老婆小鱼（刘心悠 饰）结婚 4 年，"孩子"一直是小鱼的梦想，却因为两人经济能力有限而始终未能如愿以偿。

片中，文耀突发奇想自己当导演，小鱼毅然决定帮助文耀渡过难关，而两人也在亲自"上阵"、自导自演自拍的过程中，找到了久违的、新婚般的激情，但文耀却得知自己患有无精子症而妻子却怀孕了……

这部影片在带给我们黑色幽默的同时，也给我们带来了男性生殖健康的建议：

1. 婚育前建议进行精液常规等生育能力检查：让配偶怀孕当然能证明男性具有生育能力，但除此之外，评价男性生育力的替代指标很多，精液常规分析中的精液参数（精液量、精子浓度、活力等参数）检测具有简便、直观、可量化与实用等特点，常常作为男性生育力评估的替代指标。

2. 得了无精子症怎么办：无精子症指的是经过多次精液分析，精液中没有发现精子，发生比例大约占整个男性不育人群的10%~15%，是导致男性绝对不育的严重疾病。

无精子症主要有两种类型，一是梗阻性无精子症，二是非梗阻性无精子症。

所谓梗阻性无精子症，指的是患者睾丸生精功能是正常的，没有精子的原因，是由于输精管道（如附睾、输精管或者射精管等部位）出现堵塞，致使睾丸产生的精子无法顺利排出，所以精液里没有精子。对于这种类型的患者，可以考虑外科手术治疗，去发现梗阻部位并解除梗阻，使得精子能够通过输精管道重新顺利排出，将"无精"变成"有精"，从根本上解决问题，让患者获得自然受孕的机会；而对于部分无法通过手术解除梗阻的患者（如双侧输精管缺如）或者不愿意接受手术治疗的患者，也可以通过睾丸或者附睾获取精子，进行体外授精，也就是试管婴儿的方式，获得自己的孩子。总之一句话，这部分患者睾丸生精功能是正常的，只要有精子，我们就有办法让患者成为一名真正的父亲。

对于另一种类型的无精子症，即非梗阻性无精子症，也叫做睾丸源性无精子症，顾名思义，没有精子的原因主要源自于睾丸，是由于睾丸本身先天或者后天的病变导致睾丸生精功能出现障碍，睾丸不能正常产生精子。对于这部分患者，治疗则显得困难许多，对广大的专业男科医师也是巨大的挑战。一部分患者仍然可以通过内分泌治疗结合手术取精（睾丸穿刺或显微取精术）获得精子并生育孩子。

《乡村爱情交响曲》

电视剧里赵四、刘能两家就一直在纠结为什么结婚那么长时间还没有孩子。眼看着谢广坤当了姥爷，村里其他同辈老人也着了急，一向老实的赵四更是对刘英提出了最后通牒：再生不出孩子，就让赵玉田换人，最后赵玉田被诊断为精索静脉曲张，影响精子质量不能生育，赵四一家的态度立即改变了……

这部电视剧告诉我们的男性生殖知识就是：少、弱精子症。

男性不育的病因主要分两类：一类是性功能障碍包括勃起功能障碍、射精功能障碍；一类是精子指标异常如少精子症、弱精子症和畸形精子症。高达 60% ~ 75% 的患者精液分析显示有不同程度的少精子症、弱精子症和畸形精子症。

按照第四版世界卫生组织精液常规的标准，少精子症，指精液中的精子数目低于正常具有生育能力男性的一种病症。世界卫生组织规定男性的精子在每毫升不低于 2000 万，如果低于 2000 万就归为少精子症，对生育就会有很大影响。

精子活力低称为弱精子症，是临床上最常见的导致男性不育的原因之一，生育能力正常有活力精子应在 70% 以上，若有活力精子低于 50% 则为异常，弱精症按其病情症状程度可以分为三个等级，轻度、中度和重度。

57

烟雾缭绕中，睾丸在 "哭泣"

有些影视剧中的男主人公通常都会叼着一根烟，在吞云吐雾中拔枪，或者在云雾缭绕中思考，这种镜头看似潇洒帅气，其实就像烟雾中的主角面容，看不清的镜头下掩饰着很多的危害，这其中就有我们男性的 "小蝌蚪"。

根据 2015 年全球疾病负担报告的数据，截至 2015 年，世界上有烟民大约 9.33 亿，其中男性烟民 7.68 亿人，女性烟民 1.65 亿人。而中国男性吸烟人数高达 2.54 亿人，女性吸烟人数 1400 万人，烟民数量位居世界第一。

前不久，由中国性学会、中国男科（不育）联盟设计并发起，北京大学第三医院牵头开展的《中国吸烟男性生育健康调查报告》发布，结果是触目惊心的。该调查覆盖北京、上海、广东、浙江等全国 16 个省（区、市）的 25 家医疗单位，共发放问卷 5000 份，回收有效问卷 4364 份。调查结果发现，被调查者中有 51.4% 的男性吸烟，其中 39.3% 的人每天吸烟超过 10 支，60.3% 的人吸烟时长超过 5 年。而且，患有不孕不育的夫妇中，54.9% 的男性吸烟，32.3% 的吸烟男性精液异常。

吸烟除了导致呼吸系统疾病和各种癌症、卒中、外周血管、性疾病、急性心肌梗死、猝死等，对男性功能的直接损伤也很大。

吸烟有哪些危害？

1. 影响生育能力：长期大量吸烟，香烟中含有的尼古丁等多种有害物质不断积累，可损害睾丸功能，造成生精细胞凋亡。调查显示，烟量越大，烟龄越长，睾丸受到的干扰越重。与不吸烟的男性相比，吸烟者精子数显著下降，相对活动精子数也显著减少，精子质量下降，影响男性生殖力。

2.**影响生育质量**: 在男性不育的检测中, 除了精液常规以外, 精子核 DNA 碎片率 (DFI) 是一项反应男性生育力的推荐指标, 这个指标对评估男性生殖能力、制订助孕方案非常重要。

烟草中的有害物质会破坏精子的 DNA, 造成精子碎片率增加, 进而流产、胎停率增高。有国外研究显示日均吸烟量大于 20 支或者有 10 年以上烟龄的男性, 其精子 DFI 明显高于不吸烟的健康男性, 其精子活力及精子正常形态率也明显降低。

3.**影响性能力**: 烟草中的有害物质会使血脂在动脉内壁附着, 造成血液流通不畅。我们都知道, "小弟弟"之所以能立起来, 靠的是海绵体大量充血, 如果流入"小弟弟"的血少了, 他自然就没办法"直立"或无法达到应有的硬度。而"小弟弟"的血管较细, 很容易被堵住……这一来二去, 咱"小弟弟"不能得到足够的血液, 自然难以硬起来。

戒烟多久才能正常备孕？

戒烟随时都不晚。但为了生育健康宝宝, 建议戒烟至少 3 个月以上, 越久越好, 最好戒除。

人类精子产生需要一个周期，一般是 3 个月。因为精子从睾丸产生，从精原细胞、精母细胞、精子细胞到成形精子，一般大约需要 75 天，然后进入附睾，进行获能又需要大约 15 天，所以说加在一起 90 天左右。所以说戒烟至少 3 个月以上。但与此同时，在附睾中有着处于不同成熟阶段的精子，甚至在更下游的输精管内，也存在着少量的成熟精子。

所以，戒烟随时都不晚，而且越久越好。

为什么戒烟越久越好，因为国外有一项关于染色体水平上烟草对健康的危害的研究发现烟草的危害会存在很久。对不同吸烟组人群进行的染色体观察结果发现，正常人在 46 个染色体中一般只有 7~10 个异常，而吸烟者可高达 20 个左右。同时，还发现吸烟史越长，吸烟量越大，其染色体异常率也越高。吸烟带来的影响

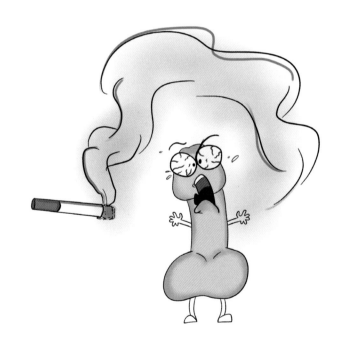

即使在停止吸烟 3 个月后也仍然存在。另外，发生染色体异常的细胞比例，吸烟者为 70％，不吸烟者仅约 15％。

当然，戒烟除了改善生育能力，其实益处多多，能明显改善心肺功能，并且还能改善男性的勃起功能。

我们知道，吸烟后，有害物质进入血液中，会增加血液黏稠度，导致血液循环障碍，最终造成血管腔收缩，静脉闭合机制失常。这样一个过程就直接导致阴茎充血不足，勃起失常。而戒烟后，随着血液中的有害物质消失，血液流动更顺畅，于是阴茎就会得到充足的血液供给，由此慢慢地恢复正常。

所以为了您和家人的健康，建议广大烟民尽早戒烟，尤其是进行备孕准备的夫妇。

58

蛋哥与蛋弟

    人体很多器官都是成对的，比如两只手、两只脚、两个眼睛、两个耳朵等，而且这些器官看起来都是对称的，大小差不多，对于男性而言，他们独有的器官也是成对的，那就是睾丸。

    正常男性有两个睾丸，呈卵圆形，分别位于阴囊左右侧，所以说睾丸是男性的内生殖器官。有的男性发现自己的睾丸有时候并不是完全对称，有时位置高有时位置低，有时一高一低，就担心自己是不是得病了？

    出现这种情况先不要着急，有时正常情况下也会出现这种情况。阴囊包裹着男性的睾丸，它就像睾丸的外衣，但却十分重要。睾丸喜欢凉爽的环境，而阴囊就像一个温度调节器，具有一定的舒张、收缩功能。当温度降低时，阴囊皮肤收缩、增厚，使睾丸靠近身体，睾丸周围环境的温度升高。当温度升高时，阴囊皮肤松弛、变薄，睾丸下垂，离开身体，加强散温功能，使睾丸周围环境温度降低，基本上保持阴囊内温度稳定在32 ～ 33℃。所以我们会看到睾丸有时位置高，有时位置低。

大多数男性左侧睾丸位置会低一些。因为在胎儿时期，男性的两侧睾丸都在腹腔内，随着发育进行，睾丸逐渐下降，而左侧睾丸往往最先降入阴囊，而右侧睾丸尽管拼命追赶，但"输在起跑线上"，位置比左侧睾丸要高一些。

那是不是所有的睾丸位置不一样都是正常的呢？答案是否定的。

有的男性不但一侧睾丸明显低于另一侧，阴囊表面还会看见很多像蚯蚓一样的血管，这种情况可能是患有精索静脉曲张了。在男性的阴囊里，左右两边各有一条由输精管、动脉、静脉血管等组成的条索状组织，称为精索，精索里面的静脉就叫做精索静脉，精索静脉血管容易淤血扩张，形成蚯蚓状的静脉团，这就叫做精索静脉曲张。精索静脉曲张可能导致疼痛不适及进行性睾丸功能减退，也是男性不育的常见原因之一。

生活中还有以下常见情况会导致睾丸不对称，一种是先天的隐睾。男孩的睾丸在正常发育过程中会从腰部腹膜后下降至阴囊，如果没有出现下降或下降不全，就会出现阴囊内没有睾丸或只有一侧有睾丸，临床上称为隐睾症，也称为睾丸下降不全或睾丸未降。隐睾是小儿泌尿生殖系最常见的先天畸形之一，多表现为单侧，并以右侧未降为主，约 15% 为双侧。早产儿发病率约为 30%，健康新生儿约为 3%，3 个月时约为 1%。

还有一种是后天睾丸发炎，造成睾丸肿大、疼痛，后期由于睾丸进行性萎缩变小，也会造成睾丸大小、位置等不对称。

因此广大男性朋友出现睾丸明显不对称时，先不要惊慌，可以先自己简单判别，必要时到专科医院就诊咨询。

59

有了"将军肚"，不育找上门

生活水平的提高，让很多男性挺起了"将军肚"。肥胖不仅影响身材美观，还会埋下不孕不育的隐患。

第一，肥胖可能影响精子健康。英国阿伯丁大学进行的一项研究发现，与腰围正常的男性相比，身体肥胖、腰围超标的男性，精子质量更差，也更容易出现生育方面的问题。在接受调查的 5000 多名男性中，体质指数（BMI，体重除以身高的平方）在 20~25 的人拥有较高水平的健康精子，BMI 超过 28，精子数量会变少，畸形率也高。在排除吸烟、饮酒等因素后，这一联系仍然存在。这可能是因为脂肪组织会影响到性激素代谢，并导致男性下体温度过高，从而影响精子的产生。

　　第二，肥胖男性更易出现勃起功能障碍（ED），进而影响到正常性生活，降低怀孕概率。肥胖男性体内雄激素减少，雌激素增加，性功能会出现不同程度减弱，其表现就是男性的阳刚之气锐减，性功能低下，性欲、勃起、性交、射精、性高潮等环节都不尽如人意。

　　第三，肥胖者往往体能不好，肢体的协调功能会差一些，也会使性生活的成功率下降。此外，腹部厚厚的脂肪层还会将阴茎根部埋住，直接影响了勃起时阴茎的长度，导致男性缺乏自信，影响夫妻生活。

60

不当运动会伤精

很多人知道生育前要加强体育锻炼，增强身体素质。合理的体育运动能够减少男性勃起功能障碍（ED）的发生。不过，有时运动不当，也会给性生活带来负面影响，伤害性器官，影响正常的生育功能。

运动过度、运动量突然增大

运动过量可能会导致神经官能症，人体迫切需要休息，体力和精力都会下降，进而性欲降低。研究发现，过量运动甚至可引发暂时性 ED。因此，人们在运动时要循序渐进、量力而行，比如每周运动 2~3 次，每次运动后休息两三天，根据个人年龄和身体状况选择运动项目。十天半个月不运动之后突然运动，也容易运动过量，造成过度疲劳。

运动项目不适合

有些运动项目锻炼不当，很可能对生育能力造成伤害，例如过多地骑自行车、骑马等，往往会使男性前列腺和其他附属性腺产生慢性劳损和充血，影响它们的功能并加重慢性炎症，影响性生活以及生育能力。建议要培养多元化的运动乐趣。

61

哪些药物影响生育？

俗话说"是药三分毒"，有些药物在发挥其治疗作用的同时，也会对男性生育能力造成一定的影响。当然这种影响与人们错误的用药习惯也有关系。以下几类是比较常见的影响男性生殖功能的药物。

影响勃起和射精的药物

治疗高血压的胍乙啶、硫利达嗪等药物可导致服药者出现阳痿和射精困难，射精量减少，甚至不射精。抗抑郁药阿米替林、丙米嗪和多塞平等，能使阴茎海绵体的充血消退延缓和推迟，影响射精。

激素类药物

雌激素、孕激素及丙酸睾酮等药物的大量应用，可抑制睾丸的生精功能。肾上腺皮质激素，如泼尼松、泼尼松龙、地塞米松等药物，当每天用药量达 20 毫克时，可出现性功能障碍症状。

直接抑制精子生成的药物

二氯二酰二胺类是一种杀虫药，但它同时有抑制生精的作用。其他药物，如二硝基吡咯类、硝基呋喃类、抗癌用的化疗药（环磷酰胺、甲氨蝶呤、柳氮磺吡啶、秋水仙碱等）以及从棉籽中提取的棉酚等，都有强力抑制睾丸生精功能的作用。

影响精子成熟的药物

抗雄激素化合物甲基氯地孕酮醋酸脂以及氯代甘油类药物的应用，虽然对睾丸生精功能影响不大，但这些药物对睾丸生成的精子有直接作用，使精子不能成熟，活力不足，失去受精能力。

要想减少药物对不育的影响，不要盲目用药，有问题咨询医生。如果存在药物对生育的影响，要在患者原来疾病允许的情况下，停止或减少不良药物的应用，并针对性地调节男性生殖系统和内分泌系统的功能，改善男性生育能力。

62

性交疼痛咋回事？

性爱过程中出现疼痛，不仅会影响性生活质量，还可能造成很大的心理压力，使双方对性生活出现恐惧感，导致心理性性功能障碍，进而影响生育。以下是男女最常见的性疼痛原因，需要及时应对。

男性如果包皮过长，又不注意卫生，容易引起外生殖器发炎，导致性生活时出现疼痛感。还有一些男性有包茎的情况，阴茎头部长期不外露，在性生活时可能会出现疼痛的感觉。包皮过长或包茎的男性除了保持包皮洁净外，可以到正规医院咨询男科大夫，必要时做包皮手术。

还有一种性交疼痛叫做射精痛，它是伴随着射精而产生的，多是由前列腺炎、精囊炎、尿道炎引起的。有射精痛问题的男性应当积极治疗。

部分男性的阴茎对避孕套过敏，引发皮炎，性爱时可能出现疼痛感。这时应当根据实际情况，选择其他合适有效的避孕措施。

女性最常见的疼痛原因包括：①阴道感染：由念珠菌或盆腔炎引发的感染，可能导致性交过程中的阴道疼痛。②子宫内膜异位症：子宫内膜异位可能导致性爱时盆腔疼痛。在不孕的女性中，出现子宫内膜异位的现象极为普遍。③阴道干燥：这主要与缺乏性唤起或雌激素分泌减少有关。阴道干燥的问题在人体循环的某些特殊阶段尤为明显，也会导致实质性交阶段的剧烈疼痛感。④阴道痉挛：这种肌肉痉挛主要发生在阴道口附近，使得性爱无法完成。这很大程度是由心理原因导致的。

63

正确认识遗精

遗精是指没有性生活时发生射精，一般发生于男性性成熟后，14 岁时发生率约为 25%，16 岁约为 55%，18 岁约为 70%，20 岁可达 80%。进入青春期后，男性内生殖器逐渐成熟，睾丸不断产生精子，附睾、前列腺和精囊腺等附属性腺分泌物构成精浆，精子和精浆储存到一定程度就需要排出体外，精满自溢，犹如"日中则昃，月满则亏"，所以是正常的生理现象。

但如果性生活规律后还经常遗精，一周多次甚至一夜多次，或者一有性欲就会遗精，则是病理性的，可能由以下原因导致：①心理因素，表现为缺乏性知识，过度关注性问题，使大脑皮层处于持续性兴奋状态而诱发遗精。②体力或脑力劳动过度也可诱发遗精。③炎症刺激，如包皮炎、精囊炎或前列腺炎等。④局部刺激，如衣裤过紧、睡眠时被褥太重刺激外生殖器，也可诱发遗精。

如果不是频繁遗精，对男性健康没有太大影响。病理性遗精需要针对病因进行治疗。如果是心理性因素导致，需要学习科学性知识，性生活要规律，把精力放到学习或工作上。如果是过度疲劳导致，注意劳逸结合即可。如果是炎症导致，则需要进行针对性治疗。如果由于局部刺激，则不要穿特别紧的内裤。

64

男性没想法，生育没办法

一定频率的性生活是孕育下一代的基础。但随着现代工作、生活节奏的增快和压力的增加，越来越多的夫妻会受到性冷淡的影响，尤其当一方要孩子的欲望过于强烈时，另一方很可能因此压力过大拒绝过性生活。

医学上把"没欲望"称为性欲低下，男女都会出现。一般女性较为常见，引发原因是多方面的，包括对伴侣不良习惯细节产生抵触心理，进而抵制身体接触；性生活单调，觉得没意思；性交痛或不适使之害怕性生活；某些女性存在自身阴部不洁感等。对此，要找出具体原因，对症治疗，通过心理疏导、伴侣配合、性爱指导等方式进行改善。

男性性欲低下的常见原因有：精神心理压力大会让男性产生焦虑和压抑等情绪，干扰大脑皮层的功能，从而导致性欲低下；长期酗酒吸烟等不良习惯会让男性雄激素水平低下，可直接导致男性性欲低下，有时还伴有勃起功能障碍；多种药物都与性欲低下有直接关系，如利血平、普萘洛尔等。男性出现性欲低下问题时，不要憋在心里，应当主动就医，及时治疗。

此外，无论男女都离不开伴侣的理解和帮助，尤其有生育打算的夫妻，一定要给对方时间，多体贴爱人，才能让性爱越来越多，早日怀孕。

65

男人前列腺，生育最相关

在男性不育的诊疗过程中，经常会有患者问前列腺炎是否会影响精子质量和生育问题，或者患者感觉前列腺不舒服，担心会对生育和生活质量产生不良影响。这些情况大多由于大量非专业媒体和不正规医院的误导性宣传，致使很多前列腺炎患者对于该疾病没有正确的认识，觉得慢性前列腺炎很可怕、很难治疗，并且会导致"生不了孩子"，患者思想负担很大。

因此我们要对前列腺炎有正确的认识，前列腺炎是中青年男性的常见病，据统计约有超过一半的男性在一生中都会患过此病。前列腺炎根据病原菌的有无、病程的长短、症状特点，分为急性细菌性前列腺炎、慢性细菌性前列腺炎、慢性前列腺炎 / 慢性盆腔疼痛综合征、无症状性前列腺炎这四种类型，其中非细菌性前列腺炎比细菌性前列腺炎常见得多。慢性前列腺炎多发于 50 岁以下中年男性，主要表现为尿频、尿急、尿痛、尿不尽等排尿不适症状，阴囊、下腹部或会阴部有不适或坠胀疼感，排尿终末或大便时尿道口有白色前列腺液溢出。长期慢性前列腺炎还可导致早泄、阳痿、性欲减退等性功能障碍。

但前列腺炎对男性生育是否有不良影响在医学上一直有争议。为了弄清楚这个问题，我们首先需要了解前列腺这个器官在人体中究竟有什么作用？前列腺最主要的功能是分泌前列腺液，而前列腺液是精液的重要组成成分，约占精液含量的30%，其中果糖、卵磷脂等可为精子提供能量，分泌精液液化酶可促进精子液化，若前列腺液不正常可导致精子液化不良。那么精液为什么要液化呢？精液刚从男性体内射出的时候，大部分是胶冻样的，类似于果冻，绝大多数精子都在这部分胶冻里边。"精液的液化"是指胶冻状的部分慢慢变成液态，可提高精子的活力以增加其通过阴道与卵细胞结合的概率。精子由睾丸产生，在附睾内成熟，通过输精管道输出；精浆主要是前列腺、精囊腺和尿道球腺等附属腺体分泌的混合液。在排精过程中，精子和包括前列腺液在内的精浆混合构成精液，经尿道排出体外。由此可见，前列腺炎并不影响精子的质量，但可能会导致精液的液化不良，从而影响精子的活力。若患者存在长期慢性前列腺炎并发现精液液化不良，则需要到正规的男科门诊进行就诊。

对于前列腺炎的治疗，要根据不同的类型对症治疗。对于细菌引起的急慢性前列腺炎需要给予抗生素治疗；对于伴随的尿频、尿急、尿痛等症状可选用药物对症治疗；热水坐浴、红外线治疗等物理疗法可使会阴部活血化瘀、促进炎症消退，许多中药也可通过抗菌消炎、活血化瘀改善前列腺炎症状。

男性要学会"养护"前列腺。首先要多饮水，不憋尿。养成良好的生活习惯，禁食辛辣食物，禁烟禁酒，每周 1 ~ 2 次有规律的性生活也有助于前列腺症状的改善。一旦膀胱充盈有尿意，就应立即小便，排出废弃物。其次要注意卫生。男性会阴部分泌的汗液比较多，经常处于湿润状态，所以这个部位更容易藏污纳垢，建议仔细清洗，避免细菌感染导致前列腺炎发作。生活中选择透气性好的棉质内裤。另外，患慢性前列腺炎的男性每晚热水坐浴 20 ~ 30 分钟（42℃左右），以缓解全身肌肉与前列腺的紧张，从而减轻症状。

66

糖尿病——男性健康的杀手

糖尿病是现在十分常见的慢性疾病，甚至有些人 30 多岁就出现了高血糖的问题，如果不加以重视，很有可能引起不孕不育。

对男性来说，第一，精子的活跃程度是和胰岛素有关系的。糖尿病患者血糖高，影响精子的活跃度，增加不孕不育的风险。第二，血糖高会影响内分泌功能，使性激素减少，容易出现性欲低下。第三，糖尿病会引起神经病变，进而影响阴茎的触觉感受，还会减少阴茎供血，造成勃起不坚挺。调查显示，糖尿病导致的阳痿率高达 40%~60%。第四，长期高血糖状态，会损害男性支配膀胱和尿道的自主神经，导致自主神经功能紊乱，使膀胱逼尿肌或尿道括约肌功能出现障碍，引发前列腺肥大。

如果已被证实患有糖尿病，必须积极治疗，认真控制饮食，有规律地服用降糖药物。糖尿病得到控制，性功能也可获得改善，从而提高生育功能。如果血糖控制得不错，但仍然怀不上孩子，就需要咨询专科医生。

67

缺乏雄激素，不育来敲门

男性体内有一种关乎生育的激素———雄激素。

雄激素对男性一生都有重要作用，这主要包括以下几方面：

1. 决定生殖器的分化：雄激素可以使外生殖器分化成阴茎，如果胚胎时期缺乏雄激素的刺激，原始生殖器就会向女性型转化。

2. 刺激男性性器官的发育，并使它们保持成熟状态：阴茎、前列腺、精囊的发育增大，都需要雄激素的刺激。在雄激素的作用下，男性到青春期就会出现喉结。

3. 促进和维持性功能：男性的性欲要求、性兴奋的发生和勃起的能力，都需要雄激素作为动力。

4. **促进合成与生长**：雄激素可以促进精子生成，还可以明显促进蛋白质合成，增长肌肉，促进机体和骨骼的生长等。

一般来说，男性到中年后容易出现雄激素下降的问题，可以通过调节饮食进行补充。① 可以适量吃一些动物内脏，适量食用动物的心、肝、肾、肠等内脏，有利于提高体内雄激素水平，改善性功能。② 多吃含锌食物。锌对于男性生殖系统正常结构和功能的维护有着重要作用，含锌量最高的食物首推牡蛎，牛肉、牛奶、豆类等也不错。③ 吃含精氨酸的食物，此类食物有黏滑的特点，如鳝鱼、鲶鱼、泥鳅、海参等。④ 吃含钙食物。含钙丰富的食物有虾皮、蛋黄、海带等。⑤ 富含维生素的食物，维生素 A 和维生素 E 有助于延缓衰老和避免性功能衰退，它们大多存在于新鲜蔬菜、水果中。

如果雄激素减退严重，要及时咨询医生。

68

远离亚健康，备孕好方法

如果你属于"疲劳大军"中的一员，经常感到疲乏无力、头昏脑涨、腰酸背痛、烦躁焦虑、紧张失眠、出现溃疡便秘等，那么就要小心了。这些症状很可能是亚健康引起的，它不仅会影响人的正常生活和工作，还会对性生活造成许多负面影响，降低怀孕概率。

对男性来说，亚健康状态会导致免疫力下降，浑身没劲，不想性爱，同时还会影响雄激素的分泌，导致性功能减退，出现勃起功能障碍、早泄等问题。亚健康者大多是办公室久坐一族，长期不运动使盆腔淤血，容易引起慢性无菌性前列腺炎、精索静脉曲张、睾丸疼痛及附睾结节等男科问题。亚

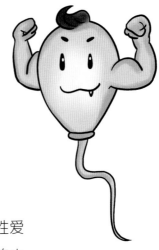

健康还让人容易发胖，而脂肪太肥厚也会影响性能力和性爱快感，甚至导致不育症。对女性来说，亚健康状态会影响内分泌，导致月经周期紊乱，正常排卵受到影响，进而减少怀孕概率。

如果感觉自己处于亚健康状态，要及时采取措施。在生活上，做到饮食有度、合理安排时间、养成良好的睡眠习惯、戒烟限酒、劳逸结合等。那些因亚健康导致性功能减退的人群，要坚持运动。运动是最有效的改善方法，每周做 3 ～ 5 次有氧运动，每次 1 小时为宜。此外，坚持性生活，也是改善健康状态的一种有效手段。